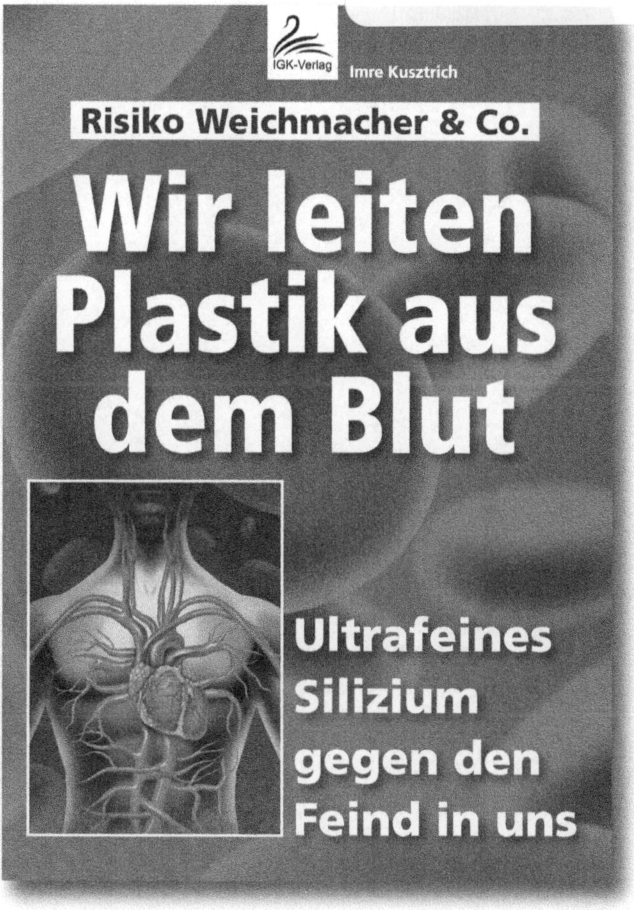
IGK-Verlag
Imre Kusztrich
Risiko Weichmacher & Co.
Wir leiten Plastik aus dem Blut
Ultrafeines Silizium gegen den Feind in uns

„Silizium ist aufgerufen, unsere therapeutischen Ansätze zu revolutionieren."

(„Le silicium est appelé à révolutionner notre approche thérapeutique")

Dr. Louis Pasteur, Biologe, Chemiker,
Pionier der Biomedizin,
„Les Secrets Bien Gardés du Silicium organique".1878.

„Während des letzten Jahrzehnts wurde Silizium als ein essenzielles Spurenelement anerkannt, das im normalen Stoffwechsel höherer Lebewesen eine Rolle hat. Silizium stellt außerdem wichtige Partnerschaften mit anderen Elementen her.“

(„During the last decade, silicon has been recognized as an essential trace element participating in the normal metabolism of higher animals. Silicon also forms important interrelationships with other elements“)

Professor Dr. Edith Muriel Carlisle, Ernährungswissenschaftlerin, University of California, Los Angeles, „The Nutritional Essentiality of Silicon“, Juli 1982.

Silizium ist halb lebendes chemisches Element und halb Metall. Elektromagnetisch leitet es geladene Teilchen. Es zieht an und gibt ab. Darauf basiert die Technologie im Silicon (Englisch für Silizium) Valley.

Das Spurenelement Silizium transportiert im gesunden Körper Kalium, Calcium, Natrium.

Im belasteten Körper hat diese Eigenschaft einen fantastischen anderen Effekt. **Silizium nimmt Schadstoffe, Umweltgifte, Plastikmikropartikel und Weichmacher auf.** Gleichzeitig gibt es wertvolle Mineralstoffe und Spurenelemente ab.

Fremdstoffe werden mit dem verbrauchten Silizium über den Darmstoffwechsel ausgeschieden.

Etwas Besseres kann einem geschädigten Organismus nicht passieren.

Silizium ist der Treibstoff im Immunsystem.

Es stärkt die Zellgesundheit, hemmt Entzündungen, stoppt aggressive Sauerstoffradikale, steigert die geistige und körperliche Leistungsfähigkeit. Sein Elastin hält die Gewebe elastisch, auch die Gefäße. Das schützt vor den Risiken im Herz-Kreislauf-System.

Mit zunehmendem Alter absorbieren wir weniger Silizium, während wir mehr davon brauchen.

Fast nicht zu vermeidender Siliziummangel bedroht die Gesundheit. Eine ausreichende Zufuhr nur mit der Nahrung ist durch die industrielle Verarbeitung stark gefährdet.

Mit einer neuen Methode schaffen ultrafeine Siliziumpartikel Mikroplastik und hormonell wirkende Weichmacher aus dem Körper.

IMPRESSUM
Risiko Weichmacher & Co.
Wir leiten Plastik aus dem Blut
Autor: Imre Kusztrich
IGK-Verlag
www.IGK-Verlag.com
22393 Hamburg
Vertrieb durch Nova MD Verlag

ISBN: 978-3-96443-379-4
Fotos: © Alexstar-depositphoto.com, lightsource-depositphoto.com, Engel-Fotolia.com
Druck: SOWA Sp. z o.o., Warschau, www.sowadruk.pl

Inhalt

Vier wichtige Nachrichten als Einleitung

1. Sie haben Plastik im Blut.

An etwa 90 Prozent der Erwachsenen in Deutschland und ebenso in Österreich, der Schweiz und auf der ganzen Welt muss eine dringende Warnung gerichtet werden. In ihrem Blut schwimmt eine Flut von unsichtbaren Molekülen aus Plastik. Wir essen sie, trinken sie und atmen sie sogar ein. Jedes noch so winzige Fitzelchen Mikroplastik ist mit bis zu 5.000 Weichmachermolekülen beladen. Harmloser können chemische Fremdstoffe nicht bezeichnet werden. Sie haben die Fähigkeit, bestehende Strukturen zu verändern. Das tun sie auch in unserem Körper. Sie können zum Beispiel unser Hormonsystem stören und Kinderzähne buchstäblich zerbröseln lassen. Im Tierversuch erhöhen sie die Krebsgefahr.

In Kunststoffen reduzieren sie die Bindung der einzelnen Moleküle. Rund 5.000 solcher Substanzen machen Produkte flexibler, elastischer und geschmeidiger. Nicht nur in der Plastikindustrie: Beton bleibt durch sie mit weniger Wasser weich. In Klarsichtfolie, in der Verpackung von Nahrungsmitteln und in der Innenauskleidung von Konservendose lassen wir diese chemischen Wirkstoffe unmittelbar an unser Essen heran.

Niemand schützt uns vor der so genannten Wanderung der Weichmacher, vor dem langsamen Ausscheiden aus der Plastikverpackung und vor ihrem Einwandern in die Nahrung, die sich in ihnen befindet. Einige wirken wie weibliche Geschlechtshormone, beschleunigen die Pubertät, fördern die Brustentwicklung und steuern die Fettverteilung im Körper.

Sogar Tabletten mit Überzug enthalten Weichmacher. Ähnlich wie Mikroplastik belasten uns direkt auch Pestizide, Lösungsmittel und Wachstumshormone.

Weil es so unterschiedlich viele sind, ist eine generelle Aussage über Weichmacher nicht möglich ... und auch nicht eine wirksame Einschränkung, die zu unserem Schutz angebracht wäre. Die Mitgliedsstaaten der Europäischen Union stufen einige als fortpflanzungsgefährdend. Andere verursachen Diabetes. Immer heißt es jedoch auch: vielleicht. Gleichwohl gibt es kaum ein Horrorwort, das in der wissenschaftlichen Literatur im Zusammenhang mit Weichmachern unerwähnt bleibt: Krebs, Geburtsdefekt,

Magengeschwür, Bronchitis, Taubheit, Sehstörung, Verdauungsprobleme, Leberdysfunktion, Asthma, Unfruchtbarkeit, Krankheitsabwehrschwäche, Kopfschmerz, Atembeschwerden, Fettsucht, Übergewicht, Irritation der Augen, Hautprobleme, Schwindel, Bewusstlosigkeit.

Plastik ist überall. Zum Beispiel zitierte die medizinische Fachzeitschrift für Zusätze und Chemikalien in Lebensmitteln „Food Additives and Contaminants" aus Studien über den Gebrauch von Plastikflaschen. Nennenswerte Mengen von fünf verschiedenen Weichmachergruppen fanden sich in Pflanzenölen und Trinkwasser. Häufig werden Weichmacher auch eingesetzt, um auf chemische Weise den Abbau von Molekülen durch Luftsauerstoff zu bremsen, die so genannte Oxidation. Das betrifft Nahrungsmittel, Arzneimittel und Kosmetika.

Ein großer Anteil solcher chemisch wirkender Plastikbestandteile kann durch Abrieb beispielsweise von Autoreifen oder durch Auswaschung aus Textilien freigesetzt werden. Mit dem Abwasser landen sie in Kläranlagen und mit dem Klärschlamm gelangen sie auf die Felder, in die Luft, in die Nahrungskette. Überall verbinden sie sich mit weiteren problematischen Umweltstoffen.

Kunststoffe schaffen es auch in flüssiger Form bis in den Körper hinein. Als winzigste Mikrokügelchen mit Peelingeffekt in Duschgel, Zahnpasta und weiteren Kosmetika holten wir sie freiwillig in unsere persönliche Welt.

Was womöglich harmlos klingt, hat verheerende Folgen. Wenn fremde chemische Moleküle unseren Organismus erreichen, gehen die Wirkungen über Verschmutzung hinaus.

Für Kleinkindspielzeug werden seit 1999 bestimmte Weichmacher verboten, aber dieser Beschluss gilt immer nur für jeweils drei Monate, weil eine schädliche Wanderung der Chemikalien nicht zuverlässig genug gemessen werden kann.

Tausende Weichmacher wurden bis heute noch nicht bewertet. Das ist alarmierend. Denn sie stehen grundsätzlich alle im Verdacht, dass sie im menschlichen Körper die Wirkung der Hormone beeinflussen. Dieses Risiko wird mit Verhaltensstörungen, Leberschäden und Unfruchtbarkeit in Verbindung gebracht. In Mikroplastik steckende Umweltchemikalien können auch Stresszustände auslösen und unsere Immunkräfte schwächen. Einige gefährden zusätzlich durch ihre eigene Giftigkeit. Dabei bleibt es aber nicht. Wie ein Schwamm zieht Mikroplastik Schadstoffe an und speichert sie.

Kunststoffe sind zusammengesetzte Chemikalien, vor allem aus Erdöl. Unter bestimmten Bedingungen bricht der Verbund ihrer Einzelteile auseinander. So entsteht Mikroplastik. Zum Beispiel fast zwei Gramm bei jedem

Waschgang einer Acryljacke.

In der Kunststoffindustrie und bei der Produktion von Kosmetika, Medikamenten, Farbstoffen, Reinigungsmitteln und Pestiziden wird mit insgesamt rund 800.000 Substanzen gearbeitet, die uns mit chemischen Wirkungen beeinflussen können.

Diesen unsichtbaren Feind kann der Körper nicht stoppen und nicht aus eigener Kraft auflösen und loswerden. Es entstehen Bedrohungen, die den Menschen in aller Regel nicht präsent sind. Millionen schätzen ihre persönlichen Risiken durch eine ständige toxikologische Belastung nicht annähernd real ein.

Einmal im Körper wirken Plastikpartikel und andere chemische Stoffe wie falsche Hormone. Sie hemmen Effekte der echten oder verstärken sie.

Millionen verlassen sich blind darauf, dass Regulierungsbehörden sichere Grenzwerte bestimmen und sie ausreichend schützen. Zweifel sind angebracht.

Sogar höchst alarmierende Studienergebnisse werden von Massenmedien nicht als wichtig erkannt – oder bagatellisiert oder bewusst unterdrückt.

Zum Beispiel hätte diese Nachricht verdient, es in die „Tagesthemen" zu schaffen: Der Anteil von Nichtrauchern mit Lungenkrebs hat sich in sechs Jahren mehr als verdoppelt. Unter den Patienten in Großbritannien stieg der Prozentsatz von 13 auf 28 und in den USA von neun auf 18. Zwei Drittel sind Frauen, viele im Alter um 60 Jahre herum. Das wurde bereits auf der Weltkonferenz über Lungenkrebs im September 2015 in Denver, USA, diskutiert. Ein Sprecher sagte: „Worauf das zurückzuführen sein könnte, ist noch sehr, sehr spekulativ. Wir denken auch an winzige Partikel und Karzinogene in der Luft." Auch eine leicht verständliche Überschrift wie „Die Verbindung zwischen Pestiziden und Krankheit wird stärker" *(Quelle: The Healthier Life, September 2015)* sollte eigentlich als Warnung genügt haben.

Reaktionen in der Öffentlichkeit? Praktisch null.

Ähnliches erlebte zum Beispiel die Meldung aus der Oxford University in England: „Pestizide sind an einer Diabetesentwicklung beteiligt" *(Quelle: Jahrestagung European Association for the Study of Diabetes, 2015)*. Die Behandlung der Zuckerkrankheit wird bald nicht mehr finanzierbar sein. Sie ist eine schwere Stoffwechselstörung und eine der wichtigsten Volkskrankheiten unserer Zeit. Das Berliner Robert-Koch-Institut schätzte 2019 die Zahl der Betroffenen in Deutschland erstmals auf neun Millionen.

Hormone sind im menschlichen Organismus das Kernmaterial der internen Kommunikation unserer Abermilliarden Zellen. Sie steuern sämtliche biologische Funktionen innerhalb enger Grenzen. Einige ihrer Wirkungen regen an, andere schwächen ab. Dem zentralen Nervensystem melden sie kontinuierlich Informationen des Körpers: Temperatur, Blutdruck, Hormonspiegel, Blutzucker. Die bedeutendsten Botenstoffe entstehen in neun Gruppierungen innerer Drüsen.

Dieses hochintelligente System wird von außen erheblich gestört.

Konkret werden durch bestimmte köperfremde Verbindungen der Abbau von Hormonen, ihre Bindung an vorgesehenen Rezeptoren oder die Wirkung negativ beeinflusst.

Chemikalien oder Mischungen von Chemikalien mit diesen Eigenschaften heißen endokrine Disruptoren – wörtlich: innerlich wirkende Unterbrecher, nach den griechischen Begriffen für innen, ausscheiden und zum Erliegen bringen. Verharmlosend werden sie auch als Umwelthormone, hormonaktive Substanzen und Xenohormone bezeichnet. Schädlich wirken sie bereits in geringsten Mengen.

Allzulange haben die Verursacher dieser Schadstoffe die Bedrohungen geleugnet und durch Lobbyarbeit die gesetzgebenden Institutionen von wirksamen Maßnahmen abgehalten.

Eine besonders gefährliche Gruppe sind die Phenole. Kaum ein Nahrungsmittel kommt nicht mit ihnen in Kontakt.

Fremdpartikel sind stärker verbreitet, als mancher vermutet. Auch Klärschlamm besteht zum Teil aus Plastik und wird auf unseren Feldern ausgebracht.

Über den Zustand der Gewässer und Meere veröffentlichte „National Geographic" einen alarmierenden Bericht und verband ihn mit der Frage: Wie kriegen wir die vermuteten 236.000 Tonnen Mikroplastik aus unseren Ozeanen wieder heraus?

Laut dem französischen Institut für die Bewirtschaftung der Meere halbiert sich bei Austern, die winzigste Plastikpellets aufnehmen, in der Folge ihre Fortpflanzungsfähigkeit. Solche Meerestiere mit der Fähigkeit, Wasser zu filtern, vital für das Marineleben, und ihr Rückgang hat Auswirkungen auf andere Spezies und auf die Nahrungskette von uns Menschen.

Wenn Sie sich jetzt fragen, ob auch Sie von Plastik und Weichmachern im Blut betroffenen sind, muss das bejaht werden, sofern Ihr Lebensstil sich nicht grundsätzlich von den 83 Millionen übrigen Menschen in Deutschland unterscheidet.

Das war die erste Nachricht.

2. Ihre Ärztin, Ihr Arzt haben sich dafür nicht interessiert.

Die zweite Information ist ebenso bedeutend wie die erste. Es gibt einen alarmierenden

Grund, warum Ihre Hausärztin oder Ihr Hausarzt sich bisher nicht um das Plastik in Ihren Adern und Zellen gekümmert haben. Die schlichte Antwort ist: Weil sie es nicht wussten und weil sie sich nicht für die damit verbundenen Risiken interessiert haben.

Bis jetzt haben sich erst in einigen Großstädten kleine Gruppen von fortschrittlich denkenden Medizinerinnen und Medizinern freiwillig zusammengefunden, um das Versäumte irgendwie nachzuholen.

Dabei haben sie einen gewaltigen Widerstand zu überwinden. Dass bei Millionen kranken Menschen jahrelang oder jahrzehntelang eine toxische Plastikbelastung ihres Blutes missachtet worden ist, hat in der Vergangenheit beim Umgang mit den chronischen nicht-übertragbaren Krankheiten wie Diabetes, Herz-Kreislaufleiden und Schlaganfall zu schweren Fehlern geführt. Diagnosen waren vermutlich falsch und viele verordnete Therapien ebenfalls.

Jetzt die dritte Mitteilung.

3. Mikroplastik und Weichmacher können ausgeleitet werden.

Es gibt mehrere natürliche Substanzen speziell mit dem Potenzial, uns dieses moderne Risiko abzunehmen und Plastik samt den belastenden Chemikalien aus dem Blut zu eliminieren. In erster Linie sind es die Mineralstoffe und Spurenelemente der Erdkruste. Insgesamt sind es an die 60, alle nicht aus lebenden Quellen stammend. Ihre Bedeutung steht in umgekehrtem Verhältnis zu ihrer Bekanntheit und zur Wertschätzung durch uns.

Das ist verständlich. In der grünen Apotheke der Natur erzeugen Pflanzen zu ihrem eigenen Schutz zwischen 70.000 bis 100.000 attraktive und bioaktive Substanzen, viele Farbstoffe, Duftstoffe, Bitterstoffe. Die Favoriten von Millionen Menschen, die etwas für ihre Gesundheit tun, heißen Grüner Tee und Resveratrol, Vitamine, Aminosäuren, Carotinoide und Omega-Fettsäuren. Mineralstoffe und Spurenelemente wie Molybdän, Kupfer oder Schwefel können da nicht mithalten. Sie sind jedoch genauso essenziell, da Vitamine, Enzyme und Hormone ohne sie gar nicht funktionieren.

Sie sind die Grundlage des Transfers von Elektrizität, die im Körper gebildet wird. Alle Befehle vom Gehirn durch die Nervenleitungen und sämtliche Signale unserer Sinne an das Gehirn fließen elektrisch. Auch alle biochemischen Aktivitäten basieren auf dem elektronischen System des Organismus. Verletzen wir uns am Finger, heilt sich die Wunde in kürzester Zeit selbst, auch dank unserer Elektrizität. Als unersetzlicher Partner der körpereigenen Elektroenergie heißen Mineralstoffe, Mengenelemente und Spurenelemente auch Elektrolyte. Sie können fest, flüssig oder im gelösten Zustand sein.

Einige gelten als Mengenelemente und sind wie Calcium mit bis zu eineinhalb Kilo im Körper gespeichert. Andere heißen Spurenelemente, weil bereits die Bioaktivität von einigen Tausendstel Gramm Effekte schafft und wir deshalb insgesamt nur ein Depot von wenigen Gramm im Körper benötigen.

Alle müssen uns zugeführt werden, denn wir können sie nicht selbst produzieren. Das ist keine leichte Aufgabe, denn diese Stoffe sind in der Regel ursprünglich in der festen, im Durchschnitt 35 Kilometer dicken Erdkruste konzentriert. Pflanzen adsorbieren über ihre Wurzeln diese auch für sie lebensnotwendigen Nährstoffe mit Wasser nur mühsam und nur in winzigsten Mengen aus dem Erdreich und beliefern uns damit, sobald wir sie verzehren.

Jeder biologische Prozess in unserem Körper ist nur während der Anwesenheit und mit direkter Beteiligung durch Mineralstoffe und Spurenelemente optimal möglich. Diese Naturstoffe sind buchstäblich elementar für unser Schicksal. Philosophisch denkende Mediziner sehen ihre Annahme bestätigt, dass Menschen, Tiere und alle Gewächse zum Teil aus den gleichen Elementen aufgebaut sind wie der Planet Erde und die Atmosphäre.

Aktuelle wissenschaftliche Studien belegen jetzt die große Wirksamkeit bestimmter Mineralstoffe gegen Plastik und Weichmacher in unserem Blut.

Jetzt die vierte Nachricht.

4. Das gelingt unter Führung des Mineralstoffs Silizium.

Kein weiterer Mineralstoff kann wie Silizium fremde aggressive Moleküle so stark an sich binden, ohne durch sie selbst verändert zu werden. Durch seine innere poröse Beschaffenheit mit unzähligen Hohlräumen und Kanälen arretiert Silizium locker die bis zu 300fache Menge seines Eigengewichts an Giften, Schwermetallen, Mikroplastik und chemisch wirkenden Substanzen wie Weichmacher und schafft die Schadstoffe aus dem Körper.

Gerade während wir zur Abwehr von Mikroplastik und Weichmachern Silizium, das auch Silicium geschrieben wird, dringender benötigen denn je, führen wir dieses Spurenelement mit unserer Nahrung jedoch kaum noch zu.

Nach heutigem Kenntnisstand ermöglicht dieses Spurenelement die wirksamste Therapie gegen diese langsame innere Zerstörung durch Mikroplastik und Weichmacher im Blut. Das gelingt in erster Linie durch eine revolutionäre Verkleinerungstechnik. In natürlicher Größe könnten Siliziummoleküle nur in geringster Menge durch die Darmwände ins Blut geschleust werden. Inzwischen gelingt jedoch eine Mikronisierung - die Aufbereitung dieses Mineralstoffs im unvorstellbar niedrigen Nanobereich von Millionstel Teilen eines Millimeters, 0,0000001 Millimeter. So kann Silizium nach der Einnahme mit höchster berechenbarer Bioverfügbarkeit direkt im Blut und in den Strukturen des Bindegewebes endlich seine entscheidende Rolle ausspielen.

Schadstoffe aufnehmen, Vitalstoffe anliefern ... das Silizium-Prinzip

In diesem Buch wird das Spurenelement Silizium etwa 300 Mal genannt, andere Mineralstoffe und Spurenelemente kaum oder gar nicht. Das kann begründet werden. Silizium hat für den menschlichen Organismus eine herausragende Bedeutung, denn es übt Gesundheitseffekte beinahe auf jede einzelne unserer Abermilliarden Zellen aus. Im Vergleich dazu wirkt beispielsweise Eisen vorherrschend nur in den roten Blutkörperchen und Zink ist vor allem in der Leber und im Gehirn aktiv.

Siliziummoleküle binden mit ihrer äußerlich und innerlich reaktiven Oberflächenaktivität Mikroplastik und andere Schadstoffe an sich. In den Hohlräumen befinden sich bereits Kalium, Natrium und Calcium. Die lassen sich dank der elektrischen Leitfähigkeit von Silizium leicht austauschen, indem in der Zelle die eingesammelten Giftstoffe durch die Freisetzung von elektrisch geladen Teilchen diverser Mineralstoffe und Spurenelementen ersetzt werden. Etwas Besseres kann einem von Schadstoffen belasteten Organismus nicht passieren.

Biologen bezeichnen das Transportsystem in den Zellwänden als Natrium-Pumpe. Der Neurologe Dr. Ross Adey, Kalifornien, kreierte 1992 den Begriff Zellgeflüster. Zellen kommunizieren mit schwachen elektromagnetischen Feldern. Schadstoffe und krebserzeugende Substanzen stören und stoppen diese Verständigung. Silizium macht durch seine Leidenschaft des Einsammelns und Abgebens das Flüstern wieder möglich.

Das Spurenelement Silizium ist zur Hälfte Metall und eine halb organische, lebende Substanz. Ihr strategisches Mittel ist die Elektrizität. Als Halbmetall kann es die elektrische Leitfähigkeit anpassen und nach Bedarf erhöhen oder herabsetzen. Auf zellularer Ebene findet der Austausch von Stoffen durch elektrisch geladene Teilchen statt. Auf einen Mannschaftssport übertragen, kreieren die Eigenschaften von Silizium einen Trainer mit genialem Bauchgefühl, der im richtigen Augenblick Akteure aus dem Spiel nimmt, die dem Team nicht helfen oder sogar schaden, und durch frische, positiv motivierte Kräfte ersetzt.

Silizium hat eine Sonderrolle mit Eigenschaften sowohl von festen wie von biologisch aktiven Substanzen.

Bei der Ausdehnung von Silizium fast über unseren gesamten Körper gibt es eine verblüffende Ähnlichkeit mit der Erdkruste, die bis zu geschätzten 89 Prozent aus festen Verbindungen mit diesem chemischen Element besteht. Silizium ist nach Sauerstoff das am zweithäufigsten vorkommende Element in der Natur.

Wer sich mit der Rolle der Mineralstoffe in unserem Körper befasst, muss sich auf Überraschungen einstellen. Seinen unverzichtbaren Beitrag im menschlichen Organismus schafft Silizium mit einem Gesamtaufkommen von nur 1,2 bis 1,4 Gramm. Diese Winzigkeit – die drittgrößte Menge hinter Eisen und Zink – genügt für eminent wichtige Resultate, so dass früher vom Heilwunder Silizium gesprochen wurde.

Vor allem diese Aussage müsste die allermeisten überraschen: Silizium gibt Granit und den Edelsteinen die Härte und jedem Stängelchen einer Pflanze und ihren Blättern die Festigkeit. Fingernägel, Zähne und Haare profitieren ebenfalls von diesen Eigenschaften. Wie können Moleküle, die im Kieselstein vorkommen, im komplexen System unseres Organismus gewünschte Wirkungen auslösen? Wie kann der Körper Silizium überhaupt aufnehmen? Und wie nutzt er diesen Stoff für seine wichtigsten Prozesse?

Von den Antworten hängt sehr viel ab.

Mega-Risiken durch Mikroplastik und Weichmacher

Plastik wurde zu einem der hässlichsten Begriffe, nachdem Kunststoff 100 Jahre lang einen Siegeszug erlebt hat, nicht weil dieser Werkstoff billiger, sondern für viele Aufgaben der besser geeignete ist. Ein Auto ohne chemisch hergestellte Materialien wäre um ein Fünftel schwerer. Der Treibstoffverbrauch wäre höher. 20 Prozent der Kunststoffproduktion verarbeitet das Baugewerbe. Wärmedämmung mit Hilfe von Plastikelementen reduziert gewaltig den Energieeinsatz in Gebäuden. Rohrleitungen aus Kunststoff sind dichter und halten länger. Ein Drittel des gesamten Plastiks wird für Verpackungen eingesetzt. Die geruchsneutrale und fettdichte Klarsichtfolie und weitere Materialien haben den Verderb von Nahrung deutlich reduziert. Wesentlich längere Haltbarkeit bedeutet, dass weniger Esswaren entsorgt werden müssen. Das spart auch am Ressourcenverbrauch. Ware in Kunststoff ist leichter. Glasflaschen schneiden erst besser ab, wenn sie öfter als sechs Mal wiederverwendet werden und dabei weniger als 200 Kilometer transportiert werden.

Heute reden wir nur noch über Plastik als Fluch. Zu Recht. Zum Beispiel, weil weltweit in jeder Minute fast zehn Millionen Plastiktüten verwendet und irgendwann ausgemustert werden. Manche sind nur 20 Minuten im Gebrauch und widersetzen sich 450 Jahre ihrer Auflösung.

Bei der Herstellung von Kunststoffen wird durch die Wiederholung einzelner chemischer Moleküle Material erzeugt, das erst durch das Hinzufügen von Zusätzen zu brauchbarem Plastik wird: flexibel, unzerbrechlich, weich, beständig gegen die hohe Hitze bei der Herstellung. Sie heißen Weichmacher. Einige dieser Chemikalien verschmelzen fest mit den Plastikmolekülen. Andere werden nicht in das Produkt eingebaut, sondern lediglich aufgetragen und mit ihm äußerlich verbunden. Bei diesen äußeren Weichmachern ist eine Abgabe an die Umgebung einfach nicht zu vermeiden.

Ihre Sammelbezeichnung lautet Mikroplastik. Allerwinzigste Kunststoffpartikel kommen aus 1.000 Quellen. Der Abrieb von Autoreifen wird an erster Stelle genannt. Schon an dritter Stelle sind Überreste von Kunstrasenplätzen, die bis zu 100 Tonnen Einstreumaterial enthalten, von dem jährlich fünf Prozent verloren gehen. Im Abwasser von Waschmaschinen finden sich bis zu 1.900 Teilchen von synthetischen Fasern pro Waschgang. Mikroplastik aus Kunstfaserkleidung gelangt auch durch das Tragen in die Umwelt. Spuren von Outdoor-Bekleidung auch von führenden Marken sind im Eis des Fornigletschers in den Ostalpen Hauptverursacher der Verschmutzung.

Ein kleiner Teil wird gezielt für den Gebrauch in Babywindeln, Kosmetika und Zahnpasta produziert. Die allermeisten entstehen durch den Zerfall von Kunststoffprodukten.

Gemeinsam haben sie, dass sie schwer abbaubar sind. Selbst winzigste Partikel können Giftstoffe, sowie Schwermetalle wie Blei enthalten. Viele Chemikalien gelten als krebserregend, als hormonell aktiv oder als giftig. Entscheidend ist die reaktive Oberfläche je Menge, und sie wird größer, je stärker verkleinert wird.

Über die Belastung der Ozeane durch Mikroplastik sind seit 2010 mehr wissenschaftliche Arbeiten erschienen als in der ganzen Zeit davor. Manches ist noch unklar, doch schlimme Fakten sind unstrittig. Plastikfragmente sind weltweit verteilt. Sie sind mit einem Cocktail gefährlicher Chemikalien verbunden. Sie stellen eine gewaltige Bedrohung der Meere und ihrer Bewohner dar. Von 557 Gattungen Meerestieren, die von uns konsumierten eingeschlossen, nehmen mindestens 203 in jeder Ebene der Nahrungskette diese Gifte auf.

Marines Mikroplastik wurde 1972 erstmals im westlichen Nordatlantik entdeckt. Zuletzt wurde geschätzt, dass jährlich acht Millionen Tonnen Plastik in die Meere gespült werden, aber nur etwa eine Viertelmillion Tonne kann schwimmend im Meer nachgewiesen werden. Das lässt befürchten, dass unvorstellbare Mengen von Meeresbewohnern aufgenommen werden, ehe diese Plastikteilchen von tieferen Strömungen erfasst werden oder zu Boden sinken und zu Sedimenten werden. Mikroplastik wird im ewigen Eis der Pole entdeckt, wird an Küsten angeschwemmt, und synthetische Fasern fallen sogar vom Himmel.

Viele Partikel saugen sich mit anderen Giftstoffen voll oder binden sie an ihre Oberflächen. In einem Forschungsbericht heißt es: „Ein einzelnes Pellet kann die millionenfache Dosis an Umweltgiften aufweisen als das Meereswasser, in dem es schwimmt.“ *(Quelle: „Microplastic: What Are the Solutions?“ SpringerLink. 21. Juli 2017).*

In zwei dokumentierten Untersuchungen hatten Muscheln und Fische aus dem Lebensmittelhandel Mikroplastik im Blutkreislauf und in den Innereien.

Es wurden Spuren von keineswegs unbedenklichen Polyfluoren aus Lebensmittelverpackungen und Sprays für Möbel, Kleidung, Schuhe und Textilien, von Triclosan, dem Wirkstoff in antimikrobialer flüssiger Seife und Zahnpasta, sowie flammenhemmenden Chemikalien nachgewiesen. Ebenso die Weichmacher Bisphenol A, Abkürzung BPA, und Phthalate, von denen feststeht, dass sie hormonelle Wirkungen ausüben. Diese Chemikalie wird mit frühzeitiger Pubertät, Diabetes, Übergewicht, Herzerkrankung, Lungenleiden, Nierenfunktionsstörung, Problemen der Reproduktion, vergrößerter Prostata, Fettsucht, Insulinresistenz mit nachfolgendem Diabetes, Hyperaktivität und Lernstörungen in Verbindung gebracht. Phthalate, die in Farben, Spielzeug, Kosmetika und Nahrungsmittelverpackungen verwendet werden, stören hormonelle Wirkungen in Frauen und Männern.

Hinweise verdichten sich, dass es bei Meerestieren zu Krebserkrankungen kommt und dass die Fruchtbarkeitsrate und auch die Lebensdauer sinken.

Versuche mit extremen Ergebnissen verbieten sich beim Menschen. Reaktionen bei Muscheln, Fischen, Wattwürmern, Ratten, Mäusen und Schnecken zeigen, dass die Aufnahme von Mikroplastik zu alarmierenden Veränderungen führt. Es treten Entzündungen auf, es kommt zu Verhaltensstörungen, es sind in Geweben Einlagerungen von Umweltgiften, die den Plastikteilchen anhaften, unvermeidlich. Eingeatmete Mikroplastikteilchen gelangen durch die Lunge in den Blutkreislauf. Sie werden in der Leber von Mäusen nachgewiesen. Durch Entzündungsreaktionen und Störungen der Nahrungsverwertung sind Testgruppen von Wasserflöhen wegen Mikroplastik innerhalb von vier Generationen ausgestorben.

Nach einer Berechnung durch das Fraunhofer-Institut für Umwelt-, Sicherheit und Energietechnik wurden 2018 in Deutschland pro Person Plastikteilchen im Gewicht von vier Kilogramm in die Luft, ins Wasser und ins Erdreich freigesetzt, insgesamt 446.000 Tonnen, beinahe ein Kilogramm in jeder Sekunde.

Im Januar 2019 drückte sich das im Bereich des Bundesministeriums für Landwirtschaft angesiedelte Bundesinstitut für Risikobewertung zum wiederholten Male um eine Einschätzung der Gefahren für Menschen und räumte nur ein, dass sich Hinweise auf Schäden bei kleineren Organismen verdichtet haben *(Quelle: „Mikroplastik in Lebensmitteln: Orale Aufnahme, Toxikologie und Risikobewertung." Bundesinstitut für Risikobewertung, UMID 1/2019).*

Die wissenschaftliche Literatur zählt als weitere Quellen der Belastung durch Spuren von Plastik und Weichmachern auf: Kopierer und Drucker,

Lackbeschichtungen, Autoreifen, Kunstrasensportplätze, Kosmetika, Sonnenschutzmittel, Brillengestell, Nahrungszusätze, Waschmittel, synthetische Bekleidung, Medikamente wie Appetitzügler und Cholesterinsenker. Auch Schuhsohlen und Fahrbahnmarkierungen leisten ihren Beitrag.

In jüngster Vergangenheit konzentrierte sich im Zuge der Feinstaubdiskussion das Interesse auf Schwebstoffe in der Luft, die so klein sind, dass nur ein Teil von den Schleimhäuten im Nasenraum zurückgehalten werden kann. Die aktuelle Einstufung dieser gefährlichen Materie geht auf den National Air Quality Standard der amerikanischen Umweltschutzbehörde Environmental Protection Agency von 1987 zurück. Die Angst vor dem Einatmen gefährlicher Substanzen ist begründet, denn die Lunge wird nur durch die dünnste Barriere im Körper geschützt. Außer dem Mund als Anfang des Verdauungstrakts sind die Haut und sogar die Hornhaut des Auges ebenfalls Eingangspforten für Mikroplastik.

Inzwischen muss akzeptiert werden, dass ein Kontakt mit Nahrungsmitteln, mit Wasser, mit der Atemluft und mit der Haut nicht zu vermeiden sind. Zum Beispiel wimmelte es im Thermopapier von Kassenbons, in Fahrscheinen oder Belegen für die Rückgabe von Leergut bis zum Verbot 2020 höchstwahrscheinlich von Chemikalien, die dem Körper in einem Ausmaß schaden können, das bis vor kurzem unvorstellbar schien. Der deutsche Chemiker und Umweltberater Peter Braungart aus Schwäbisch-Gmünd wurde deutlich: „Wenn Sie das Zeug anfassen, nehmen Sie zwei Dutzend Chemikalien auf." Er warnte auch vor dem Tragen herkömmlicher schwarzer Unterwäsche, etwa eines BHs: „Chemikalien in diesen Kleidungsstücken sind für den Hautkontakt nicht geeignet. Sofort ausziehen!"

Jedoch einmal im Körper verbleiben Schadstoffe zum größten Teil dort.

Die üblichen Statistiken über gesundheitliche Folgen berücksichtigen nur Schäden durch eingeatmeten Feinstaub, und sie sind erschreckend genug. Eine bestimmte chronisch fortschreitende Erkrankung der Lunge, COPD, tritt heute fast drei Mal häufiger auf. Asthma und Lungenentzündung haben sich mehr als verdoppelt. Bei Todesfällen durch Herz-Kreislauf-Erkrankungen wird eine Zunahme um 120 Prozent errechnet.

Unberücksichtigt bleiben Folgen, die nicht unmittelbar der Belastung durch Mikroplastik und Weichmacher zugerechnet werden, die aber mit diesen Einwirkungen zusammenhängen. Es kommt zu Schädigungen des Gewebes im Bereich der einzelnen Zellen, zu eingeleitetem Zelltod und zur Aktivierung von Fresszellen gegen eingetretene Entzündungsprozesse und gegen vermutete Krankheitserreger. Dadurch könnten verfrühte Sterbefälle auf das Dreifache steigen.

Kunststoffverpackungen sind für den Menschen die häufigste und gefährlichste Quelle, aus der Weichmacher in den Körper gelangen. Die am meisten verbreiteten Gruppen sind Salze einer Säure, Phthalate genannt, und Bisphenole. Sie können besonders günstig und billig hergestellt werden und sind vielseitig verwendbar.

Weichmacher wandern besonders leicht in Fette ein. Das hat messbare Konsequenzen. Das amerikanische Institut für Umweltmedizinwissenschaft National Institute of Environmental Health Sciences in Durham, USA, belegte 2016 mit einer Studie, dass regelmäßige Kunden von Fast-Food-Ketten um etwa 40 Prozent höhere Weichmacherspiegel im Blut aufweisen. Forscher des Milken Institute an der George Washington University haben das an 8.877 Testpersonen nachgewiesen. Je öfter sie sich für einen Burger entschieden hatten, desto mehr Rückstände der Phthalatekategorien DEHP und DINP belasteten ihren Organismus. Das New Yorker Center for Biomedical Research veränderte in Versuchen mit DEHP die Hormonsysteme von Ratten. Es kam zu einer deutlichen Erhöhung weiblicher Geschlechtshormone auch bei männlichen Tieren. Studien in England verbanden dieses Phänomen mit Diabetes und schwerem Übergewicht. In Europa werden als gefährlich eingestufte Weichmachergruppen, die auf Etiketten mit den Abkürzungen DEHP, DBP, BBP und DIBP angeführt werden, nach und nach durch andere Chemikalien ersetzt. Importgüter halten die Problematik jedoch wach, da in anderen Kontinenten noch sehr lax mit Weichmachern umgegangen wird.

Die durch Wanderung in Nahrungsmittel entstehende Dosis der Belastung ist in der Theorie durch die Europäische Kommission und nationale Gesundheitsbehörden durch die Festlegung von errechneten Grenzwerten kontrolliert. Zum Beispiel hält das Bundesinstitut für Risikobewertung den Verpackungskunststoff PET für unbedenklich. Doch die über diese Substanz vorliegenden Studien sind dürftig, und was heute noch als harmlos gilt, kann ebenfalls bereits ein Problemfaktor sein.

Jeder von uns nimmt diese chemischen Wirkstoffe und Schadstoffe aus verschiedenen Quellen auf. Die Gesundheit wird durch Mikroplastik und Weichmacher in einem langfristigen Prozess belastet. Ein großes Risiko geht vom langsamen Abbau solcher Substanzen im Körper aus. Auf diese Weise können sich bei fortwährender und wiederholter Aufnahme selbst von geringen Mengen durch Addition große Konzentrationen im Blut und in den Zellgeweben anreichern.

Unter bestimmten Bedingungen zerfallen Kunststoffmaterialien oder es entstehen durch Abrieb Plastikpartikel in Nanometergröße, die oft mit dem freien Auge nicht sichtbar sind, so genanntes sekundäres Mikroplastik. So winzig sie auch sind, enthalten sie doch Weichmacher, und außerdem ziehen sie weitere Schadstoffe und Giftstoffe an.

Eigens dafür industriell hergestelltes Mikroplastik war jahrelang in vielen Kosmetika zu finden, in Shampoos, Duschgel, Make-up, Lippenstift, Sonnencremes, Zahnpasta. Beginnend in 2017, erließen die USA, Kanada, Frankreich, Schweden und Großbritannien nationale Verbote für Mikropellets in Kosmetikprodukten. Viele Hersteller verwendeten daraufhin freiwillig andere Füllstoffe.

Schädliche Wirkungen durch die Phthalate DEHP wurden besonders intensiv erforscht, weil diese Chemikalien nach 1947 in erheblicher Menge in Blutplasmabeuteln für die Lagerung in Blutbänken und Krankenhäusern verwendet werden. Bis heute ist der Einsatz von PVC-Plastik noch nicht vollständig verboten. Blutkonserven wurden anfangs in Glasbehältern aufbewahrt und konnten nur 14 Tage lang bei unter vier Grad gelagert werden. Zerbrechlichkeit war ein großes Risiko. So gesehen war die Einführung der Plastikkonserven ein großer Fortschritt, bis die amerikanische Behörde für Lebensmittel und Medikamente, US Food and Drug Administration die Plastikbehälter wegen der Wanderung von chemischen Komponenten in das Blut als Droge einstufte *(Quelle: „DEHP plasticizer and blood bags: challenges ahead". Onlinelibrary. wiley.com. 31. Mai 2013)*. Schon 1967 wurde erstmals gemeldet, dass ein Liter gespeichertes Blut 50 bis 70 Milligramm Weichmacher der Gruppe DEHP aus den Plastikbeuteln aufwies. Befallen werden vor allem die für den Transport von Sauerstoff notwendigen roten Blutkörperchen. Durch Bestrahlung konnte die Wanderung verringert werden.

Aufwändige Forschung deckte auf, was passiert, sobald Weichmacher den menschlichen Blutkreislauf erreichen. Während der Organismus versucht, sie in der Leber unwirksam zu machen, entstehen vermehrt aggressive Sauerstoffradikale, die zum Beispiel Gefäßwände mit oxidativem Stress gefährden. In einem Versuch wurde männlichen Freiwilligen DEHP oral eingegeben, wovon innerhalb von 48 Stunden nur drei Viertel mit dem Urin wieder ausgeschieden wurden. Bei wiederholter Belastung zeigen sich im Blut unausweichlich spezielle Sauerstoffradikale, so dass diese Untersuchung heute bei der Verfolgung von Dopingsündern mit Blut angewendet wird.

Plastik ist ubiquitär, überall verbreitet. Während die EU zögerte, veröffentlichte „National Geographic" einen alarmierenden Bericht zur Situation in den Weltmeeren und verband ihn mit der Frage: Wie kriegen wir die vermuteten 236.000 Tonnen Mikropellets aus unseren Ozeanen wieder heraus?

Laut dem französischen Institut für die Bewirtschaftung der Meere verzehren Austern, die Mikroplastik aufnehmen, zwar mehr Algen, gleichzeitig jedoch halbiert sich ihre Fortpflanzungsfähigkeit. Solche Meerestiere mit der Fähigkeit, Wasser zu filtern, sind vital für das Marineleben, und ihr Rückgang hat Auswirkungen auf andere Spezies und auf die Nahrungskette von uns Menschen.

Eine Hormonchemikalie wird zum bleibenden Blutbestandteil

Zwei von drei Nahrungsmittelkonserven sind mit einem hormonell-giftigen Weichmacher in ihrer Kunststoffbeschichtung belastet. Die chemische Substanz Bisphenol A wurde in 74 Prozent der Lebensmittelproben von Thunfisch, Tomate, Kokosmilch, Sauerkraut und Mais nachgewiesen *(Quelle: Bund für Umwelt und Naturschutz Deutschland, BUND e.v., 2018)*.

Britische Forscher hatten 1936 weibliche Ratten verschiedenen Chemikalien ausgesetzt und bei Bisphenol A die Östrogenwirkung bestätigt. Bedauerlicherweise stoppte das keineswegs seine Herstellung und massenhafte Verbreitung.

Bisphenol A ist eine der am meisten erforschten Chemikalien. Rund ein Viertel der mehrere Millionen Tonnen betragenden Jahresproduktion wird in der Auskleidung von Lebensmittelbehältern verwendet. Von da gelangt es in die Nahrungskette. Wissenschaftler des Projekts „Ecofertility" über Umweltgifte, die unsere Fortpflanzungsfähigkeit beeinträchtigen, kamen zu dem Schluss: Jeder Mensch ist dieser Hormonchemikalie ausgesetzt.

Bisphenol A erscheint in zahlreichen Gegenständen des täglichen Gebrauchs mit direktem Kontakt zu Lebensmitteln und Getränken. Beschichtungen für Wasserkocher und Getränkebehälter enthalten BPA. Denn diese Chemikalie ist Bestandteil von Epoxidharzen für Lacke, Farben, Klebstoffen, Innenbeschichtungen von Trinkwasserbehältern und Wasserrohren. Auch Weintrinker entkommen dieser Chemikalie schwerlich, wenn ihr Getränk aus Lagerungsgroßtanks stammt. Bestimmte weitere Chemikalien, Säuren und Laugen begünstigen die Freisetzung von Bisphenol A, ebenso Aufheizen oder heißes Abwaschen.

Sichtfenster zur Füllstandanzeige in Wasserkochern und Kaffeemaschinen werden von informierten Zeitgenossen kritisch beobachtet. Trübungen sind ein Zeichen für das Herauslösen von Substanzmolekülen. Konsumentenberater empfehlen, Gegenstände aus Polycarbonat nicht in Geschirrspülmaschinen zu reinigen. Das herausgelöste Bisphenol verunreinigt das gesamte Spülwasser und möglicherweise auch das übrige Geschirr. Behälter aus Polycarbonat sollten vor der Verwendung kalt nachgespült werden.

Möglicherweise bergen solche Vorgänge in tausendfacher alltäglicher Wiederholung tatsächlich nennenswerte Risiken.

Anderen Bedrohungen ist nicht leichter auszuweichen.

Der Hauptanteil der Aufnahme von Bisphenol A erfolgt über belastete Nahrungsmittel, gefolgt von Inhalation, von Trinkwasser und Muttermilch und vom Hautkontakt mit Kosmetika.

Sowohl Wissenschaftler der Universität Missouri wie die Umweltorganisation Greenpeace warnten 2011 vor dem Anfassen von Kassenbons, Flugtickets, Parkscheinen und Rechnungen: Viele Thermopapiere enthalten Bisphenol A. Schon der leichteste Kontakt lässt ihren Messungen zu Folge die chemische Belastung hochschnellen. Verzehrt man danach noch ein Sandwich oder einen Apfel aus der Hand, wird das Risiko weiter gesteigert.

Ab 1999 gerieten Risiken durch eine hormonelle Belastung von Kleinkindern, die ihr Spielzeug in den Mund nehmen, in den Fokus. Aber so gut wie niemand interessierte sich für die vorgeburtliche Beeinflussung eines werdenden Babys durch eine Schwangere mit Weichmachern im Blut.

Unter der Überschrift „Den menschlichen Fötus vor den Effekten von Bisphenol A schützen" wurde im Oktober 2013 die berühmteste Wissenschaftszeitschrift der Welt, The Lancet, zur kritischsten Stimme in diesem Zusammenhang. Alarmierende Daten wurden der niederländischen Studie „Generation R" entnommen. Wissenschaftler werteten in Rotterdam zwischen April 2002 und Januar 2006 die Schwangerschaft von 9.778 Frauen aus und verfolgten die ersten Lebensjahre ihrer Kinder. Im Zentrum standen sehr frühe Umwelteinflüsse und ihre Rolle in einer späteren Krankheitsentwicklung, vor allem Herz-Kreislauf-Leiden, Diabetes, Fettsucht, Asthma und mentale Erkrankung. Daten nährten den Verdacht, dass eine Belastung der Frauen während der Schwangerschaft mit Bisphenol A – ermittelt durch Urinuntersuchung - negative Auswirkungen auf das Geburtsgewicht hat, und später ebenfalls auf das Wachstum mit erhöhtem Risiko einer Zuckerkrankheit. Für trächtige Mäuse war Bisphenol A ein Faktor, der zu Fettsucht führte. Die gleiche Belastung resultierte bei den Kindern in mentalen Auffälligkeiten im Alter von drei Jahren. Das wurde zuvor bereits bei jungen Mädchen in den USA festgestellt.

Mäuse mit Bisphenol A im Trinkwasser und Futter brachten Junge zur Welt, deren Gehirngewebe verändert waren und die sich sozial differenziert verhielten. Auch an Gehirnen von Rhesusaffen und an weiteren Organen wurden auffällige Zellstrukturen festgestellt, gefolgt von Problemen bei der Fortpflanzung. Es kam auch zu Krebserkrankungen.

In den zehn Jahren danach wurden in 80 Studien auf der Basis von Messwerten bei schwangeren Frauen und ihren Nachkommen routinemäßig Bisphenol A im Urin und im Blut gefunden.

Über keine Risikobewertung einer Chemikalie des täglichen Lebens wurde derart intensiv diskutiert, gestritten und entschieden wie über BPA. Verlierer blieb der Verbraucher. Diverse europäische Kontrollorganisationen befassten sich in den Jahren 2003, 2006, 2008, 2010, 2011, 2012, und 2015 mit der Substanz. Anfang 2015 stellte die Europäische Lebensmittel-Kontrollbehörde, EFSA, in einer Neubewertung fest: Bei BPA besteht bei der derzeitigen durchschnittlichen Verbraucherexposition für keine Altersgruppe ein Gesundheitsrisiko. Ausdrücklich wurden auch ungeborene Kinder, Kleinkinder und Jugendliche damals nicht ausgenommen.

Damit waren sämtliche Bedenken zu unbegründeten Spekulationen degradiert: frühe Pubertät, Übergewicht bei Jugendlichen, Schädigungen der Zahnsubstanz, Immunschwäche, Diabeteshäufigkeit und Krebsangst.

Die Autoren der Rotterdam-Studie,

Martin van den Berg und Peter D. Sley von der Unrecht University, formulierten die Forderung: „Um die mütterliche Belastung zu reduzieren, sollten schwangere Frauen wenigstens die Möglichkeit haben, Essen und Getränke zu konsumieren, die nicht mit Bisphenol A oder anderen Weichmachern kontaminiert sind. Eine genaue Kennzeichnung der Nahrungsmittelverpackungen mit den Angaben, welche Weichmacher sie enthalten, wäre ein erster Schritt."

In Import-Buntstiften wird Bisphenol A weiter nachgewiesen. In manchen deutschen Kindergärten erreicht die messbare BPA-Anhäufung den dreifachen Wert eines Normalhaushaltes.

Reproduktionsmediziner warnen bereits vor den Nachfolgestoffen BPS und BPF. In Tierversuchen könnten sie ihrer Auffassung nach ähnliche negative Auswirkungen zeigen.

Eine Pestizidbelastung in der Schwangerschaft erhöht konkret auch die Risiken für Autismus, für andere Störungen der Neuroentwicklung, für ein Aufmerksamkeitsdefizitsyndrom und für Hyperaktivität, ADHS. Heute wird womöglich bereits jedes 68. Baby mit ADHS geboren. Vermutlich stellt das die Weichen für eine drohende Fettsucht des Kindes, weil chemische Belastungsstoffe die normale Hormonwirkung unterbrechen.

Verhängnisvoll sind nach Studien aus der University of California, Berkeley, und der University of Massachusetts, sowie am Institute for Social Research in Ulster, Irland, besondere chemische Effekte auf die Schilddrüse. Deren Hormone sind immens wichtig für die optimalen Leistungen der Gehirngewebe. Die chemischen Elemente Fluor, Brom und Chlor stören und stoppen die Aktivität dieser Hormone. Am häufigsten genannte Quellen dieser Umweltchemikalien sind Pestizide in der Landwirtschaft, sowie Dutzende Haushaltchemikalien wie so genannte Flammschutzmittel als Beschichtung auf Textilien, antibakterielle Seifen – aber auch Kosmetika wie Zahnpaste und Lippenstift, Sprays gegen Ungeziefer und vor allem belastete Nahrungsmittel. Solche Belastungen addieren sich im menschlichen Körper, so dass unsere Entgiftungsorgane sie aus eigener Kraft nicht abbauen können.

Weltweit zählt Bisphenol A zu den mengenmäßig bedeutendsten Chemieprodukten und ist der am weitesten verbreitete Weichmacher in Produkten des täglichen Gebrauchs wie Plastikflaschen, Spielzeug, der Auskleidung von Konservendosen, Thermopapier, Wasserleitungen, sowie in Bodenbeschichtungen und als Flammschutzmittel sogar in Kindersocken.

Der Einsatz von Bisphenol A hat seit dem Start 1957 in Plastikflaschen die Gesellschaft verändert und unvorhergesehene Auswirkungen verursacht.

Die Kunststoffsubstanz hat die Industrie begeistert, weil sie Plastik ermöglicht, das klar wie Glas, unzerbrechlich und leicht ist.

Bereits bei einer Untersuchung 2003 und 2004 hatten allerdings 92,6 Prozent der Teilnehmer Bisphenol A im Blut.

Die Jahresproduktion hat vier Milliarden Kilogramm überschritten. Allein in Deutschland werden über 410.000 Tonnen Bisphenol A jährlich vermarktet.

Zahlreiche Studien verbinden die Belastung des menschlichen Organismus durch die gigantische Verbreitung von Phthalaten und Bisphenol A mit negativen Gesundheitswirkungen wie Stoffwechselstörungen, sexuelle Dysfunktion, Fettsucht und Herzerkrankungen.

An weitere Todesrisiken muss gedacht werden. Seit 20 Jahren werden am Zebrafisch, Danio rerio, wegen seiner hohen Übereinstimmung mit dem menschlichen Genom Effekte von Giftigkeit und chemischen Belastungen studiert. Dabei wurde eine Rolle von Bisphenol A bei der Krebsentstehung entdeckt.

Bisphenol A funktioniert als Hormonunterbrecher oder Hormongift, da seine Struktur einem der weiblichen Geschlechtshormone, dem Östrogen Estradiol, ähnelt und die gleichen Andockstellen besetzt, die für die körpereigenen Hormone vorgesehen sind *(Quelle: „The Plasticizer Bisphenol A Perturbs the Hepatic Epigenome: A Systems Level Analysis of the miRNomemm". „Genes". Basel, 8. Oktober 2017)*.

Im menschlichen Organismus kann auch nach Ansicht der European Chemical Agency, ECHA, Bisphenol A unter anderem den Stoffwechsel, die Abwehrkräfte und die Herzgesundheit schädigen, weshalb sie ebenfalls diesen endokrinen Disruptor als sehr schädlich eingestuft hat.

Besonders intensiv erforscht sind die Effekte, wenn wir Bisphenol und weitere Weichmacher durch Nahrung und Nahrungsverpackung aufnehmen. Auch in Essensbehältern, in der Innenauskleidung von Konservendosen, in Küchenutensilien und in Zahnmaterialien kann BPA nachgewiesen werden.

Unabhängig finanzierte wissenschaftliche Studien wurden von der Industrie kategorisch und erfolgreich bagatellisiert. 2007 hat die Europäische Behörde für Lebensmittelsicherheit, EFSA, unter dem Druck der Wirtschaft die täglich tolerierbare tägliche Aufnahmemenge sogar noch von zehn auf 50 Mikrogramm je Kilogramm Körpergewicht erhöht. In der EU-Chemikalienverordnung, REACH, wurde am 4. Februar 2016 endlich Bisphenol A als reproduktionstoxisch eingestuft und wie krebserregende und erbgutverändernde Substanzen als besonders besorgniserregender Stoff bewertet.

Aber weiterhin wird eine tägliche Aufnahme von vier Mikrogramm Weichmachern je Körpergewicht zugelassen. Auf der Basis von fast allen Blutanalysen wird jedoch die dreifache bis vierfache Menge dieses Grenzwertes errechnet.

Chemikalien wandern in die Gewebe, Gefäße, Muskeln und Fettgewebe ein, so dass es schwer fällt, einer bestimmten Substanz eine unmittelbare Rolle bei der Entstehung einer Krankheit nachzuweisen. In der Folge werden Warnungen und Vorwürfe heruntergespielt und zurückgewiesen.

Diese unbefriedigende Situation wird seit Jahren beklagt. Aber kaum jemand stellte die Frage: Wie kriegen wir Plastik aus unserem Blut und aus unserem Körper wieder heraus?

Zu welchen Folgen führt die späte Reaktion der Kontrollbehörden?

Die Kunststoffindustrie ersetzt unter dem größer werdenden Druck Bisphenol A zunehmend durch Substanzen mit ähnlicher Bezeichnung und vergleichbaren Strukturen: Bisphenol S, BPS, Bisphenol F, BPF, Bisphenol B, BPB, Bisphenol E, BPE, und Bisphenol AF, BPAF. Ernährungswissenschaftler warnen jedoch bereits: Diese Ersatzstoffe haben ebenfalls Wirkungen auf die weiblichen Geschlechtshormone Östrogene, und einige sogar stärkere als das ursprüngliche Bisphenol A!

Zitat: „Ungeachtet der regulatorischen Schritte in jüngster Zeit wurde eine potenziell schädliche Substanz durch andere mit ähnlichen Aktivitäten und Auswirkungen auf die Gesundheit ersetzt." *(Quelle: „Bisphenol A Analogues in Food and Their Hormonal and Obesogenic Effects: A Review". Department of Nutrition and Food Science, University of Granada, Campus of Cartuja, 18071 Granada, Spain. 2019).*

Ein Wissenschaftsteam fand in 75 Prozent von untersuchten Materialien, die mit Nahrung in Berührung kommen, nachweisbare Spuren von BPA, BPF und BPS. Die höchste Konzentration wurde in Fertignahrung und Konservenware gemessen. Auch Getränke und frische Früchte waren nicht vollständig frei. Dosenprodukte waren stärker mit diversen BPs belastet als Nahrung in Plastik, Glas oder in Papierverpackung. Auch Fisch und Meerestiere sind sehr häufig deutlich mit BP-Substanzen versehen, Milch und Milchprodukte in der Regel geringer.

Bei der Zubereitung von Senf aus weißen Samen bildete sich die höchste Anhäufung von Bisphenol F, und da Senf weltweit eines der meistverwendeten Gewürze ist, scheint Senf die Hauptquelle von BPF im menschlichen Körper zu sein.

Für kausale Zusammenhänge von Bisphenol S, BPS, und Bisphenol F, BPF mit Brustkrebs gibt es konkrete Hinweise.

Forscher verweisen im Zusammenhang mit Bisphenolen auf das Risiko von schwerem Übergewicht durch die Bildung von zusätzlichen Fettzellen, durch Änderung der Verarbeitung von Zucker und Fetten, durch entzündliche Prozesse und auf das Einnisten von Bisphenolmolekülen in den Fettgeweben, wo sie die Fettspeicher auffüllen. Gewisse Effekte von Bisphenol S wirken intensiver als jene durch Bisphenol A. Wörtlich heißt es: „BPS kann die schädlichen Wirkungen einer fettreichen Ernährung erhöhen und Veränderungen im Fettstoffwechsel nach einer Mahlzeit herbeiführen, durch die sich die Fettansammlung im Fettgewebe erhöht."

Und alle diese Weichmacher haften an Mikroplastik oder sind selbst ursprünglich ein Bestandteil davon.

Hormonverändernde Substanzen sind in der EU zugelassen, wenn die Belastung für Mensch, Tier und Umwelt vernachlässigbar ist oder wenn der betreffende Stoff – zum Beispiel ein Pestizid - für die Bekämpfung einer ernsten Gefahr für die Pflanzengesundheit „notwendig" ist.

Aus medizinischer Sicht muss diese verharmlosende Einschätzung sehr kritisch überprüft werden.

Laut der Weltgesundheitsorganisation, WHO, geht eine solche Gefahr sehr nachweisbar von etwa 800 Stoffen aus. Angesichts von mehreren 100.000 Chemikalien, die in der Europäischen Union zugelassen sind, erscheint die Zahl von 800 kritisch eingestuften Stoffen nicht als übertrieben.

Bisphenol A, die angeblich harmlosere Nachfolgesubstanz Bisphenol S, BPS, die große Weichmachergruppe der Phthalate und Chemikalien wie Tributyltin, TBT, sind in Fett löslich und lagern sich in den Fettzellen der Muskeln, der Leber und des Bauchfetts ein, mit anhaltenden Konsequenzen.

2015 trat eine neue Situation auf, als Hormonwissenschaftler bei ihrer Tagung in San Diego im amerikanischen Bundesstaat Kalifornien eine erschütternde Gegenrechnung vorlegten: Endokrine Disruptoren, die das natürliche Hormongeschehen stören, drücken beim im Mutterleib entstehenden Menschen die Intelligenz und rauben, statistisch errechnet, in Europa den Babys durch Entwicklungshemmung 13 Millionen IQ-Punkte jährlich. Allein in Europa können Schäden durch diese so genannten Umwelthormone die Grenze von 150 Milliarden Euro jährlich überschreiten! Ein wichtiges Gegenargument zu den kommerziell geprägten Argumenten.

Den massiven medizinischen Bedenken werden bis heute immer wirtschaftliche Motive gegenübergestellt. Der Autor und Philosoph Gert Scobel sagte in der „3sat"-Diskussion „Im Takt der Hormone" dazu: „Obwohl die Industrie weiß, was sie tut, setzt sie knallhart ihre wirtschaftlichen Interessen durch."

Schon im Frühjahr 2014 konzentrierten sich 18 Experten bei einer Tagung in Paris auf drei Bereiche, in denen Effekte von hormon-aktiven Substanzen am intensivsten befürchtet werden: Übergewicht mit Diabetes, die männliche Fertilität und Störungen des Zentralen Nervensystems.

Inzwischen wird die Bandbreite der größten möglichen Schädigungen deutlich erweitert: Auch eine Abnahme des Intelligenzquotienten Neugeborener, Autismus, das Hyperaktivitätssyndrom, ADHD, Fettleibigkeit, Diabetes Typ 2, Hodenkrebs, männliche Fertilität und Todesfälle wegen zu niedrigem Testosteronspiegel können die Folgen sein.

Eine Schlussfolgerung liegt auf der Hand: Zu warten, bis Gesundheitspolitiker die Bevölkerungen vor den unsichtbaren Schäden durch hormonverändernde Chemikalien schützen, scheint mit großen Risiken verbunden zu sein.

Kein auf Atemluft angewiesenes Lebewesen kann sich Umweltgiften entziehen, die mit ihren Chemikalien die Hormonarbeit im menschlichen Körper stören. Denn sie werden durch globale Winde auch über die Luft eingebracht. Das zeigt die Untersuchung von Forellen aus Hochgebirgsseen in Spanien, Polen und in der Slowakei. Selbst in Gewässern 2.700 Meter über dem Meer wurden im Blut, in der Leber und im Muskelgewebe der Fische Umweltgifte wie längst verbotene, schwer abbaubare Insektizide nachgewiesen.

Behörden erlauben Chemikalien wie Bisphenol A und andere Stoffe trotz ihrer Eigenschaften als hormonverändernd, krebserregend und nervenschädigend, weil sie die verwendete Dosis unter der Grenze einer wirksamen Toxizität einstufen.

Ein gefährlicher Irrtum, wie der „3sat"-Bericht erstmals einem Fernsehpublikum erklärte.

Die Giftigkeit einer Substanz wird vereinfacht ausgedrückt von oben nach unten gemessen, in Tierversuchen: Eine in hoher Dosierung eingesetzte Chemikalie wird so lange reduziert, bis sie keine Anzeichen von Vergiftung auslöst. Diese Grenze wird weiter nach unten gedrückt ... und jetzt gilt der untersuchte Stoff unter einer bestimmten Dosis als nicht giftig.

Hormonwissenschaftler messen die gleiche Chemikalie nicht von oben nach unten, sondern von unten nach oben. Sie füttern zum Beispiel zwei identische Mäuse mit Anlage zur Fettleibigkeit mit identischer Nahrung. Dem einen Tier wird allmählich in winzigen Dosierungen eine hormonverändernde Substanz zugefügt. Das geschieht bereits in unvorstellbarer winziger Größenordnung, vielleicht indem dieses Tier Wasser aus einer Plastikflasche trinkt, die Bisphenol A enthält, oder weil ein Versuchsfisch in einem mit Wasser gefüllten Plastikbeutel lebt.

Diese chemische Zugabe wird so lange nach oben gesteigert, bis das Tier Fettleibigkeit entwickelt, oft innerhalb von wenigen Wochen. So wird eine Dosierung ermittelt, die bereits hormonverändernd, aber noch lange nicht giftig ist.

Lebensmittelverpackungen aus Plastik sind gesundheitsschädlich, jedoch auch Pappkartons und Papierverpakkungen haben Risiken, denn sie werden aus recyceltem bedrucktem Altpapier hergestellt. Die Druckfarben sind das Problem, denn sie enthalten Mineralöle und damit ebenfalls Weichmachersubstanzen. In zwei Formen gelangen sie letztlich sogar in das verpackte Lebensmittel und damit in den Ernährungskreislauf hinein: als Mosh („Mineral oil saturated hydrocarbons") und Moah („Mineral oil aromatic hydrocarbons"). Nach der Aufnahme in den Körper lagern sich diese Chemikalien in Lymphknoten und in der Leber ab. Die gefährlichsten sind krebserregend.

Empfehlung von Foodwatch, 6. Mai 2019: Lebensmittel zuhause sofort auspacken, in Vorratsgläser umfüllen und Tiefkühlware ohne Verpackung aus der Industrie lagern.

Durch hoch entwickelte Prozesse der Entgiftung kann der Organismus über die Leber, die Nieren, den Harn, die Haut, den Darm, sowie über die Ausatmung und das Schwitzen auch chemische Schadstoffe zum Teil neutralisieren und abbauen. Als Ergebnis der rasanten Industrialisierung der letzten Jahrzehnte sammeln sich aber Gifte schneller an, als wir sie eliminieren können.

Plastik verstopft die Kanalisation, blockiert Wasserstraßen und landet in den Mägen der Meeresbewohner. Vermutlich 2050 wird Plastik in den Weltmeeren mehr wiegen als alle Fische zusammen.

Alle Textilien geben beim Waschen Mikrofasern ins Wasser ab, ältere Kleidung jedoch mehr. Diese Substanzen werden mit dem verstärkten Absterben von Wasserflöhen in Verbindung gebracht und hemmen die Nahrungsaufnahme bei einzelnen Arten von Meerestieren, darunter Krabben und Langusten. Die Schadstoffe häufen sich im Verlauf der Nahrungskette weiter an, vor allem in Fett. Tiere im höheren Bereich der Nahrungskette haben mehr Gifte im Körper.

Plastik versteckt sich sogar im Salzstreuer. Die Fachzeitschrift „Scientific Reports" analysierte 17 Meeressalzprodukte führender Hersteller aus acht Ländern auf vier Kontinenten. Alle bis auf eines waren plastikverseucht.

Wassertrinker haben ebenfalls Grund zur Sorge. Der Griff zur Mineralwasserflasche ist kein Anlass zur Entwarnung. Im Gegenteil, wie eine am 21. April 2018 von Wissenschaftlern der State University of New York veröffentlichte Untersuchung offenbarte. Für die unabhängige Rechercheorganisation Orb Media testeten sie 259 Flaschen mit abgefülltem Wasser aus den Produktpaletten der elf weltweit aktivsten Produzenten.

Um auch unsichtbare Verschmutzungen zu entdeckten, brachten die Forscher einen speziellen Farbstoff ein, der sich mit Plastik verbindet und mit Hilfe von Infrarotlaser und UV-Licht unter dem Mikroskop erkennbar wird, wenn man durch orangefarbenes Brillenglas darauf schaut.

Kein einziges Beispiel war plastikfrei. Die Wässer enthielten im Durchschnitt sogar mehr als doppelt so viele Mikroplastikpartikel wie normales Leitungswasser. Am häufigsten wurden Teilchen des Viskosegarns Rayon und von Polyethylen entdeckt.

Die stärkste Verschmutzung geht vermutlich auf die Produktion, beziehungsweise auf den Drehverschluss aus Plastik zurück. Selbst in Flaschen aus Glas angeliefertes Wasser enthielt Plastik.

Die Belastung von durchschnittlich 325 Stück Mikroplastik pro Liter schwankte gewaltig. Zwei weltberühmte Marken waren für die Extremfälle verantwortlich: der sauberste Lieferant mit nur 74 Partikelchen pro Liter, der schmutzigste mit 10.390 Teilchen für die gleiche Menge!

Darüber hinaus wurden auch Spuren von Chemikalien aufgespürt, die bei der Herstellung von Plastik eingesetzt werden.

Plastik ist heute ein unvorstellbar problematischer Bestandteil unseres Lebens, der sowohl die Umwelt wie unsere Gesundheit bedroht.

Die Organisation Orb Media veröffentlichte in ihrem Statement „Plus Plastic" bedrückende Einzelheiten. Hier Auszüge:

„Menschen benötigen im Schnitt zwei Liter Flüssigkeit täglich, um mit Wasser angereichert zu werden und gesund zu bleiben – in trockenen und heißen Regionen mehr. Die Ergebnisse lassen befürchten, dass eine Person, die eine Flasche abgefülltes Wasser pro Tag trinkt, im Laufe eines Jahres Zehntausende Mikroplastikpartikelchen zu sich nimmt und aufnimmt."

Die Wissenschaft geht davon aus, dass Plastiksubstanzen in unserer festen Nahrung und in Flüssigkeiten auf verschiedene Weisen mit den Schutzbarrieren des Organismus konkurrieren. Einige Teilchen könnten sich in den Wänden der inneren Organe einnisten. Andere könnten mit körpereigenem Gewebe, beispielsweise Material von abgestorbenen Zellen, über die Lymphbahnen durch den Körper wandern.

Die Erkenntnisse aus einer globalen

Wasseruntersuchung von 2018 überraschten die Weltgesundheitsorganisation völlig.

90 Prozent der entdeckten Partikel waren zwischen 0,12 und 0,006 Millimeter lang. Die kleineren schafften es mühelos, aus dem Verdauungsbereich in den übrigen Körper zu gelangen.

Teilchen von bis etwa 0,11 Millimeter Länge können per Blut durch die Pfortader in die Leber eindringen oder die Nieren erreichen.

Der für globale Wassersicherheit zuständige Referent Bruce Gordon äußerte sich gegenüber dem britischen Fernsehsender BBC: „Wir müssen uns mit der Zusammensetzung des Plastiks befassen, ob es Giftstoffe enthält, was die Teilchen bewirken, aber uns fehlen Ergebnisse. Um festzulegen, welche Dosis zulässig ist, müssen wir erst verstehen, ob und wie diese Stoffe gefährlich sind, denn natürlich interessiert es die Menschen zu wissen, ob es sie kurzfristig oder auf lange Sicht krank macht."

Das sieht nicht nach einer raschen Verbesserung der Situation aus.

Auf acht Arten schädigt Mikroplastik den Organismus

Plastik wird heute als der hauptsächlichste Umweltschadstoff für den menschlichen Organismus eingestuft, da dessen Chemikalien auch in Substanzen enthalten sind, wo allgemein nicht an gefährliches Plastik gedacht wird, in Waschmitteln, Lebensmittelverpackungen, Medikamenten und Kosmetika wie Zahnpasta.

In Studien der amerikanischen Umweltschutzbehörde United States Environmental Protection Agency wurden Weichmacher im Körper in Konzentrationen gefunden, die 10.000 bis eine Million Mal höher waren als jedes andere Umweltgift.

Das Bewusstsein nimmt nur langsam zu.

Ein eigenes Komitee für die Beurteilung neuer oder neu entstehender Gesundheitsrisiken, das Scientific Committee on Emerging and

Newly-Identified Health Risks, SCENIHR, der Europäischen Kommission, zeigte sich schon am 20. Februar 2013 von den Belastungen für rote Blutkörperchen in Blutkonserven beeindruckt und veröffentlichte ein Statement, das in Bezug auf Weichmacher generell stärkere Beachtung verdient hätte: „Epidemiologische Studien beweisen nicht unmittelbar einen ursächlichen Zusammenhang mit schädlichen Effekten für den Menschen. Wenn man jedoch Ergebnisse aus Tierversuchen und Studien mit Menschen analysiert, kann insgesamt geschlossen werden, dass besonders männliche Embryos und männliche Neugeborene als Risikogruppe ebenfalls der Gefahr von Giftbelastung der Fortpflanzungsorgane, wie sie bei Ratten aufgetreten sind, ausgesetzt werden.

Diese Belastung muss mit der Notwendigkeit einer medizinischen Verwendung von Blutkonserven abgeglichen werden ... und zwar nicht nur als Risiko für die Patienten, sondern auch für künftige Generationen, da DEHP Erbanlagen verändert."

Der Ernährungswissenschaftler Dr. Ron Grisante der University of Bridgeport, Mitglied des American Clinical Board of Nutrition, wurde konkret und beschrieb acht Wege, wie Weichmacher den menschlichen Organismus schädigen können.

Phthalate schädigen wertvolle Fettsäuren, vor allem die Omega3-Fettsäure DHA. Sie ist eine Hauptsubstanz der Zellwände und der wichtigste Gehirnstoff für Merken und Erinnern.

Mikroplastik und Weichmacher veranlassen die Abwehrkräfte des Körpers, fehlerhaft mit chronischen Entzündungsprozessen zu reagieren.

Weichmacher können die Ursache für Zinkmangel sein, wenn das Immunsystem durch chronische Entzündungen wegen der Präsenz der Weichmacher überfordert wird. Zink ist vital für unsere Gesundheit und unerlässlich für die Funktion von etwa 300 Enzymen im Stoffwechsel, im Nervensystem, im Zellwachstum. Die Vitamine A und B6 benötigen Zink, und ein Defizit erhöht die Risiken von Verdauungsstörungen, Depression, Herzerkrankung, Diabetes und beschleunigter Alterung.

Bisphenole und Phthalate greifen die Bauchspeicheldrüse an. Es drohen Insulinresistenz, Diabetes, Metabolisches Syndrom.

Phthalate drücken den Schwefelhaushalt und rauben dem Organismus eine wesentliche Entgiftungssubstanz.

Die gefährlichste Phthalatewirkung bedroht die Hormonsysteme.

Weichmacher hemmen die Bildung wertvoller Enzyme, die der Körper braucht, um Krankheitserreger zu entlarven oder Krebswachstum zu unterbinden.

Weichmacher greifen in den Fettstoffwechsel ein.

Das Heilwunder Silizium in einer neuen Rolle

Auf dem Tisch im Konferenzraum der Firma Neosino GmbH in der Kleinstadt Friesach im österreichischen Bundesland Kärnten schützt eine Glasglocke ein Gefäß, das Ähnlichkeit mit einem gläsernen Aschenbecher hat. Sein Inhalt ist kristallines, gleißend helles Pulver, weißer als jedes Mehl. Ein Besucher wird eingeladen, das Pulver mit einem Finger zu berühren, aber ohne dabei in das Gefäß zu pusten. Die Moleküle würden den Raum sogleich in einen stehenden Nebel hüllen. Ihre Materie wäre zu gering für eine Wirkung der Erdanziehungskraft. Die Fingerspitze verschwindet im Pulver, jedoch die Testperson kann nicht den geringsten Kontakt mit irgendeinem Stoff empfinden ... als würde der Finger ins Leere greifen.

In dem Gefäß befindet sich eine pulverisierte Substanz, die es mit dem heimtückischsten Feind in unserem Körper aufnehmen kann, mit Mikroplastik, angereichert mit Weichmachern.

Es ist mikronisiertes Silizium. Ein technologisch zerkleinertes Spurenelement, jetzt leicht wie Luft. Partikel in einer Größe, die nur noch ein Millionstel jener Siliziumkristalle ausmachen, die in Kieselerde vorkommen.

Die Heilerde mit der Bezeichnung Kieselerde, Kieselgut und Kieselsäure wird seit Generationen bei Durchfall, bei Vergiftung eingenommen, um Schadstoffe aufzunehmen und aus dem Körper zu schaffen. Es ist eine siliziumhaltige Verbindung, die etwa zu 30 Prozent aus dem Spurenelement besteht. Ihr Siliziumgehalt schafft es jedoch nicht durch die Schleimhautbarriere in den Blutkreislauf. Die Moleküle sind zu groß. Sie verbleiben im Verdauungstrakt, und genau dort soll normale Kieselerde ihre gewünschte Wirkung entfalten.

Eine neue Verarbeitungsmethode, die das Spurenelement Silizium unvorstellbar verkleinert und im menschlichen Organismus unmittelbar gegen Mikroplastik und hormonell wirkende Weichmacher in Stellung bringen kann, kommt zur rechten Zeit.

Es ist nicht zu beschönigen. Um die insgesamt etwa fünf Dutzend Spurenelemente und Mineralstoffe geht es fast nie, wann immer sich Menschen mit den aus ihrer Sicht für ihre Gesundheit wertvollsten Vitalstoffen befassen. Das ist ein gefährliches Versäumnis. Eine zu geringe Menge oder wenn einer dieser Vitalstoffe gänzlich fehlt, hat unausweichlich Mangelerscheinungen zur Folge. Bekannt sind den meisten allerdings nur die Blutarmut bei einem Eisendefizit und Funktionsstörungen der Schilddrüse bei Jodmangel. Gegen Muskelkrämpfe wird zu Magnesium gegriffen.

Zu einer Unterversorgung kann es aus verschiedenen Gründen kommen.

An dem breiten Desinteresse der Menschen in Bezug auf ihre Mineralstoffe und Spurenelemente hat die medizinische Wissenschaft eine Mitschuld. Denn bei zahlreichen in nur äußerst geringer Dosis vorhandenen Substanzen ist sich die offizielle Lehrmeinung noch nicht einmal sicher, ob es sie nur zufällig im Körper gibt oder ob sie vielleicht eine bestimmte Funktion haben. Das betrifft zum Beispiel Brom, Bor, Lithium, Cadmium und Blei. Insgesamt engagiert sich die klassische Medizin wenig in der Erforschung von Mineralstoffen, und die Pharmaindustrie hat noch weniger Interesse darin, in der Bevölkerung für diese außerordentlich wichtigen Stoffe zu werben.

Doch es gibt keinen Zweifel daran, dass rund 20 Mineralstoffe und Spurenelemente für uns lebensnotwendig sind, essenziell. Silizium ist offensichtlich der wichtigste Vitalstoff unter ihnen. Ohne sie gäbe es keinen Stoffwechsel und unser Organismus könnte Nährstoffe nicht verwerten, denn Mineralstoffe und Spurenelemente steuern auch die Aufgaben anderer Substanzen, zum Beispiel von Enzymen. Das sind Substanzen mit der Fähigkeit, andere Stoffe umzuwandeln. Mineralstoffe und chemische Elemente aktivieren nicht nur Funktionen anderer Vitalstoffe. Sie können sie auch erziehen. Die Wissenschaftszeitschrift „Science" veröffentlichte in der Ausgabe vom 24. November 2016 eine Studie, in der nach den Vorgaben von Chemikern das Spurenelement Silizium ein Enzym angeleitet hat, etwas zu tun, was es nie zuvor getan hat. Eine solche Fähigkeit macht Silizium zu einem eminent wichtigen Partner der Abwehrkräfte.

Immer sind es Kettenreaktionen, die unterbleiben, sobald ein Kettenglied nicht mitzieht.

Die betreffenden Substanzen übertragen durch elektrische Impulse Nervensignale. Sie sind unverzichtbar beim Anspannen und Entspannen der Muskeln. Ihre Funktion betrifft noch am wenigsten spektakulär auch die Festigkeit der Knochen und Zähne.

Auf den Punkt gebracht, haben Mineralstoffe und Spurenelemente bei weitem nicht die Wertschätzung, die angemessen wäre. Und wenn doch einmal in solchen Zusammenhängen die Rede ist von Eisen, Calcium, Magnesium, Phosphor, Kalium, Natrium oder Schwefel, dann ist mit großer Wahrscheinlichkeit ein ganz spezielles

Spurenelement nicht darunter: Silizium.

Sein Name leitet sich vom lateinischen Wort für Kieselstein, silex, und Kieselerde, silicia, ab. Bestenfalls als Nahrungsergänzung wird es wahrgenommen, um Nägel, Haut, Haare und Knochen zu stärken. Doch der Organismus kann nur drei bis vier Prozent des in winziger Menge in Kieselerde vorhandenen Spurenelements verwerten.

Den Allermeisten sind die wichtigsten biochemischen Funktionen von Silizium überhaupt nicht bekannt, zum Beispiel, dass sich dieses Element viel versprechend positiv auf unser Immunsystem und auf die Abwehr von Krankheiten auswirkt. Auch die Alzheimererkrankung zählt dazu.

Dabei ist dieser Naturstoff noch wesentlich wichtiger. Verschiedene Prozesse anderer Vitalstoffe wie Enzyme und weiterer Mineralstoffe und Spurenelemente finden ohne Silizium nicht statt und sind nur in seiner Präsenz möglich.

Dieses Spurenelement hat eine Funktion direkt in den Minikraftwerken einer jeden Zelle zur Herstellung einer speziellen, vom Organismus verwendbaren Energieform. Sie heißen Mitochondrien – Herzmuskelzellen bestehen zu 36 Prozent aus ihnen. Gewöhnliche Körperzellen kommen mit 1.000 bis 2.000 Minikraftwerken aus. Damit ist Silizium unmittelbar aktiv an jeder Zellaktivität, an der Zellvitalisierung und Zellerneuerung beteiligt. Besonders viele Mitochondrien arbeiten logischerweise in Zellen mit hohem Energieaufwand, in Nervenzellen und Sinneszellen zum Beispiel. Das Energiegewinnungssystem des Organismus durch den Stoffwechsel ist hoch intelligent und fehleranfällig. Etwa 50 Krankheiten werden mit Störungen der Mitochondrienfunktionen in Verbindung gebracht. Ein ausreichender Siliziumspiegel ist in diesem Sinne die beste Anti-Aging-Wirkung überhaupt.

Neben seinen eigenen Beiträgen agiert das Element Silizium wie ein Dirigent im Konzert aller Mineralstoffe zusammen, elementar notwendig für ihren Einsatz und ihre Verteilung. Ohne Silizium sind Eisen, Zink & Co. nicht aktionsfähig. Enzyme und Enzymsysteme können ohne Silizium fundamentale Steuerungen und Regelungsfunktionen nicht ausführen.

Zu dieser Fähigkeit findet sich ein erster Beleg in der wissenschaftlichen Literatur von 1899 in einem Beitrag des Agrarchemikers Dr. Oscar Loew aus Marktredewitz, Bayern. Er wanderte nach Washington D.C. aus und leitete im amerikanischen Landwirtschaftsministerium die Abteilung Vegetable Physiology and Pathology" für Pflanzenwuchs und Pflanzenkrankheiten. In einer Arbeit mit dem Titel „The Physiological Role of Mineral Nutrients" schreibt er: „Die Funktionen mineralischer Nährstoffe in Pflanzen und Tieren stellen ein großes Problem dar. Eine normale Entwicklung wird durch eine Abnahme behindert und sogar verhindert durch das Fehlen eines einzigen Nährstoffes, und schleichende Abnahme, Krankheit und schließlich Tod werden das Ergebnis des Fehlens einer einzigen derartigen Substanz."

Nur mit dem unmittelbaren Beitrag aller lebensnotwendigen Mineralstoffe sind jeder Stoffwechselvorgang und jede Aktion der Krankheitsabwehr mit optimalem Ergebnis möglich.

Knapp zwei Dutzend Mineralstoffe und chemische Elemente braucht der Körper rund um die Uhr für die Leistung seiner Organe und die Sicherung der Gesundheit. Das gilt letztlich auch für die Maßnahmen, mit denen der Organismus sich gegen die Schädigungen durch Mikroplastik und unzählige weitere von außen einwirkenden toxischen Substanzen zur Wehr setzen sollte.

Erst eine ausbalancierte Gemeinschaft der Mineralstoffe in größeren Mengen und der Spurenelemente in winzigsten Dosierungen ermöglicht im menschlichen Organismus in jeder Sekunde Leistungen, die unverzichtbar sind: Übertragung von Nervensignalen, Verarbeitung von Nahrung, Produktion von Hormonen, Erneuerung der Knochensubstanz, Anspannung und Entspannung von Muskeln, Kontrolle des Blutzuckerspiegels, Steuerung der Flüssigkeiten zwischen den Geweben und Nährstofftransport durch osmotischen Druck. Schicksalhaft ist ihre gemeinsame Rolle in der Krankheitsabwehr.

Kaum jemand ahnt, welche und wie viel Mineralstoffe und Spurenelemente er benötigt und auch tatsächlich zu sich nimmt. Viele medizinische Wissenschaftler haben sie nicht auf dem Radarschirm, und die breite Öffentlichkeit ohnedies nicht. In ewigem Kreislauf geben sie durch den Austausch elektrisch geladener Teilchen wertvolle Substanzen ab und nehmen Schadstoffe und Stoffwechselabfälle auf, die aus dem Körper geschafft werden. Dabei werden sie selbst aufgebraucht oder gehen verloren, und der kontinuierliche Verlust muss ausgeglichen werden.

Hochwertiges Krill-Öl unterstützt diese Prozesse mit anti-entzündlichen Omega3-Fettsäuren. Tagesempfehlung: zwei Kapseln zu 500 Milligramm.

Bis heute überwiegen über den täglichen Umsatz von Silizium in unserem Körper ungenaue Schätzungen zwischen zehn und 100 Milligramm Silizium. Das sind zehn bis 100 Tausendstel Gramm. Der Diplom-Ökotrophologe Dr. Jürgen Weihofen, Dozent im Bereich Gesundheit und Ernährung, errechnete auch in Verbindung mit dem Abbau von Hornhaut und dem Verlust von Haaren, Hautschuppen und aus Nägeln und unter Berücksichtigung der Ausscheidung durch Stuhl und Urin einen täglichen Bedarf von 60 Milligramm und mehr *(Quelle: „Heilwunder Silicium", 2003)*. Der Professor für Neurophysiologie Dr. med. Dr. sc. med. Karl Hecht von der Humboldt-Universität Berlin, Charité, glaubt nach jahrzehntelanger Arbeit und Forschung in der Schlaf-medizin, Stressmedizin und Chronomedizin, dass 80 Prozent der Weltbevölkerung mit einem Siliziumdefizit leben. Sie nehmen die seiner Meinung nach notwendigen 50 bis 100 Milligramm täglich nicht auf. Älteren Menschen empfiehlt der Mediziner sogar Dosierungen bis zu 200 Milligramm.

Es ist das Schicksal der meisten Mineralstoffe, Spurenelemente und Elektrolyte, dass sie die abwehrende Barriere der Schleimhäute im Verdauungsbereich nicht ausreichend durchdringen können. Sie scheitern vor allem durch ihre Größe an unseren natürlichen Grenzflächen, die das Eindringen schädlicher Substanzen in die inneren Organe verhindern sollen.

Ohne die Schutzfunktionen durch die Haut und ohne die Schleimhäute der Atemwege, des Magen-Darmbereichs, des Harnsystems, der Geschlechtsorgane und der Augen wäre die Krankheitsabwehr dauerhaft im Kampfmodus.

Die äußerste Schutzhülle Haut bedeckt den Körper mit etwa zwei Quadratmetern. Alle Grenzflächen des Körperinneren haben auf rund 600 Quadratmetern die Aufgabe, Reizstoffe herauszufiltern und abzusondern. Am Limit seiner Leistungsähigkeit agiert der Darm als ausgedehntestes Immunorgan auf Grund seiner ausgedehnten Oberfläche von etwa 400 Quadratmetern und wegen der intensiven Konfrontation mit Fremdstoffen in Verbindung mit der Nahrungsaufnahme.

Die Schleimhäute sind in Bezug auf das Erkennen und den Umgang von körperfremden Substanzen wichtige Partner der Immunabwehr. Die gemeinsame Schulung und Abstimmung erfolgt auch aus dem Mikrobiom des Darms heraus.

Gegen lebende Krankheitserreger, Mikroben und Viren gerichtete Substanzen bauen sie eine biochemische Barriere auf. Eine zähflüssige, gelartige Schleimschicht bildet eine physikalische Barriere. Darunter wirkt außerdem eine mechanische Barriere, denn an den Zellen der Schleimhäute vernetzen sich bestimmte Eiweiße zu einem komplexen Zellverband.

Auch die einzelne Zelle schützt sich mit Membranen, die wie ein Sieb funktionieren. Das Öffnen wird von der Zelle gesteuert.

Dennoch passiert es: Weichmachermoleküle verhalten sich wie Stoffe der körpereigenen Hormone und rutschen unter dem Radar durch. Plastikpartikel werden schließlich im Blut und im Gewebe als Fremdstoffe identifiziert und lösen Entzündungsprozesse aus. Es sind im Prinzip die gleichen, die sinnvoll gestartet werden, um lebende Krankheitserreger zu zerstören.

Der Zustand unserer größten, im Darm agierende Schutzbarriere hat Signalwirkungen auf andere Schleimhäute. Sobald Zellverbände nicht mehr kompakt vernetzt sind, entwickelt sich eine Abwehrschwäche, die als Leaky Gut-Syndrom bezeichnet wird, löchriger Darm. Ein verstärktes Einströmen von Bakterien, Viren, Pilzen oder anderen Krankheitserregern, Allergiestoffen und Schadstoffen strapaziert auch Schutzbarrieren der Haut und anderer Organe.

Mikroplastik, anhaftende Weichmacher und andere Schadstoffe aus festen oder flüssigen Partikeln überwinden die Barrieren der Schleimwände. Feinstaub setzt sich aus festen und flüssigen Partikeln zusammen. Sie schlüpfen zwischen zwei Zellen durch, wenn ihre Größe einen maximalen Durchmesser von zweieinhalb Tausendstel Millimeter nicht übersteigt. Ultrafeinem Feinstaub der Kategorie PM2,5 gelingt das. Er entkommt sogar den auf den Straßen installierten Feinstaubmessgeräten. Sie sammeln nur größere Luftschadstoffe ab zehn Tausendstel Millimeter ein, die aber als nicht so gefährlich eingestuft werden, da sie von den Schleimhäuten der Atemwege zum Großteil zurückgehalten werden.

Feinstaub der Kategorie PM2,5 kann auch eingeatmet werden.

Wenn winzigste Mikroplastikpartikel die Blutbahn erreichen, werden sie als unerwünschte Fremdstoffe identifiziert. Jetzt muss das Immunsystem die Aufgaben der Abwehr übernehmen. Das kann funktionieren, allerdings darf die Belastung nicht andauernd sein und nicht ein erträgliches Maß übersteigen.

Mega-Schwamm für Schadstoffe

Ozeane enthalten große Mengen von aus dem Boden geschwemmtem Silizium. Äußerst rätselhafte, der Pflanzenwelt zugerechnete einzellige Lebewesen in den lichtdurchdrungenen Schichten der Meere haben sich offensichtlich als erste dieses reichlich im Wasser vorhandene Spurenelement zu Nutze gemacht. Die Rede ist von bestimmten unter den geschätzten 30.000 bis eine Million Arten von Algen, verwandt mit Seegras und Tang. Mit Hilfe von Sonnenlicht und Photosynthese produzieren sie Sauerstoff. Diese Kombination macht erfinderisch. Sie filtern Silizium aus dem Meer und bauen es in ihre Zellwände ein. Ähnlich wie Muscheln und Austern bilden die sensiblen Körper durch Kondensation und mit Hilfe von Enzymen aus Siliziumdioxid schließlich eine flache feste Unterschale und eine passenden Oberschale, einen Kieselpanzer als Skelett. Ihre Bezeichnung Kieselalgen tragen sie zu Recht.

Dieses Wunder gelingt ihnen trotz unvorstellbarer Winzigkeit, denn sie sind mit freiem Auge nicht sichtbar, und etwa eine Milliarde dieser Kleinstlebewesen hat in einem Kubikzentimeter oder Tausendstel Liter Wasser Platz. Nach ihrem kurzen Leben sinken die Kieselmoleküle in den Gewässern zu Boden und bilden riesige steinerne Ablagerungen. Der seltsame Name Siliziumdioxid für diesen steinernen Stoff geht auf die griechische Bezeichnung Oxygen, Säurebildner, für das Gas Sauerstoff zurück. Im deutschen Sprachraum wird häufig der Begriff Kieselerde verwendet.

Als Reste von Urmeeren weisen viele Landregionen in aller Welt solche Siliziumvorräte in Form von Quarzsand auf. In Deutschland sind sie massiert in den Umgebungen von Lüneburg, Gießen und Kassel zu finden.

So wurde eine der Ursubstanzen des Lebens in Kristallstrukturen eingebettet, und ihre bioaktiven Potenziale können heute von uns nur auf Umwegen genutzt werden.

Das ist extrem bedauerlich in einer Zeit, die für viele besondere Eigenschaften des Spurenelements Siliziums viele Rollen hätten. Nicht zuletzt als eine Art Mega-Schwamm für Schadstoffe.

Siliziummoleküle sind innen porös, was gemessen an ihrer äußeren Form eine beeindruckende Vergrößerung der äußeren und inneren Oberflächen bedeutet. Das verleiht ihnen die Fähigkeit, Wasser und andere Stoffe zu speichern, ohne sich selbst zu verändern.

Hochporöse Strukturen sind in der Natur nicht ganz so selten, und immer ist Silizium im Spiel. Durch Hohlkörper und Kanäle sind sie zu verblüffenden Effekten fähig.

Wir finden offene, wie bei einem Schwamm untereinander verbundene Poren auch in feinkörniger medizinischer Kohle, Aktivkohle genannt. Die innere reaktive Oberfläche von etwa vier Gramm erreicht die Ausdehnung eines Fußballfeldes.

Das Porzellanmaterial Tonerde ist seit Urzeiten wegen seiner wundheilenden Wirkungen geschätzt und kommt in der Natur in verschiedenen Farben vor, in Grün, Rot, Rosa, Schwarz. Tonerde wird äußerlich in Form von Kompressen, Packungen, Masken oder in Bädern bei Entzündungen, in der Behandlung von Ödemen auf den Beinen, bei Cellulite, Schmerzen in Muskeln und Gelenken und bei Blutergüssen eingesetzt. Sie entgiftet, wirkt antibakteriell und bindet Säuren. Die Aufnahme über den Mund kann unangenehme bis schwere Nebenwirkungen haben, Verstopfung, Bluthochdruck, Darmverschluss.

Weiße Tonerde ohne Eisen, hauptsächlich aus Silizium und Aluminium zusammengesetzt, wird als die reinste angesehen. Sie wirkt ebenfalls wundheilend, entgiftend, entzündungshemmend, als hilfreich bei Verstopfung und hat eine große Rolle in Schönheitsbehandlungen, bei Hautproblemen und als Mundspülung und Halsspülung.

Als Hausmittel gegen Nierenschmerzen galten warme Packungen aus Tonerde im unteren Rückenbereich. Warme oder kalte Bäder mit Tonerde im Badewasser sollen entspannen. Auch Packungen gegen Psoriasis und Fußpilz werden empfohlen.

Wahre Wunderwerke der Natur sind die mehr als 100 Vertreter der feinstporigen Zeolithegruppe, zusammengesetzt aus Silizium und Aluminium. Sie entwickeln eine innere Oberfläche von bis zu 1.000 Quadratmeter pro Gramm Gewicht. In Waschmitteln binden sie Kalk und enthärten so das Wasser.

Kaolinit besteht aus submikroskopischen Kristallen von Aluminium und Silizium, oft durch Verwitterung von Feldspat entstanden. Diese Sedimente zählen zu den Silikaten, deren bekannteste Form der Quarz, im Volksmund Sand oder Quarzsand, ist.

Die in ihnen enthaltenen Mineralien und Spurenelemente könnten so vieles: den Stoffwechsel in den Zellen aktivieren, ihre Erneuerung beschleunigen und den Abtransport von Stoffwechselschlacken und abgestorbener Zellmaterie übernehmen.

Dafür müssten die in festen Silikatstrukturen eingeschlossenen Wirkpotenziale erst wieder befreit werden.

In Bezug auf Silizium wird das durch eine faszinierende neue Technologie möglich. Eine spezielle Mühle zerteilt Kristalle aus Quarz in unvorstellbar winzigste Partikel. So minimal klein, dass sie praktisch nicht mehr als Teilchen wahrnehmbar sind.

Diese Eigenschaft heißt kolloidal und das für dieses Ziel eingesetzte Gerät Kolloidmühle. Ein Rotor dreht sich 50 bis 100 Mal pro Sekunde und erzeugt starken hydraulischen Druck gegen ein feststehendes Teil und zerteilt das Mahlgut. Durch die Einstellung der Spaltbreite wird die gewünschte Partikelgröße definiert.

Mit Kolloidmühlen stellen verschiedene Industriezweige Inhaltsstoffe für ihre Endprodukte her, beispielsweise die pharmazeutische Industrie für die Erzeugung von Salben und Pasten, die Kosmetikindustrie für Mischungen, aus denen Cremes und Lippenstifte entstehen, ebenso die Farbenproduktion oder die Papierindustrie.

In jahrelangen Experimenten hat die österreichische Firma Neosino GmbH in Friesach, Kärnten, vor mehr als zehn Jahren Silizium in eine Form mikronisieren können, die sich zur oralen Einnahme eignet, um gewünschte Wirkungen im menschlichen Körper zu erzielen. Ohne Chemie und ohne gentechnische Veränderung, nur nach den Gesetzen der Physik, entsteht durch ein eigenes Verfahren zellgängiges Silizium. Dieses ultrafeine Spurenelement harmonisiert mit den Membranen der menschlichen Zellen, die als eine Art Sieb funktionieren. Durch von der Zelle aus gesteuertem Öffnen und Schließen werden nur Substanzen zugelassen, die auch verwertet werden können.

Vor allem kann diese Aufbereitung zuerst einmal leicht die Barriere der Darmschleimhäute durchdringen. In einer Mitteilung der Firma Neosino GmbH wird das erzielte Ergebnis mit diesen Worten interpretiert: „Um den Durchmesser der hier vorliegenden Mikroteilchen zu erhalten, müsste man ein menschliches Haar 10.000-mal spalten."

In verschiedenen Versuchsreihen und kontrollierten Beobachtungsanwendungen unter Beteiligung von interessierten Wissenschaftlern aus Universitäten in Graz, Wien und Innsbruck wurden Rezepturen entwickelt und überprüft, die schließlich zur Entwicklung von Siliziumpartikeln in einer Art High-Tech-Kieselerde und zur Kombination mit weiteren Mineralstoffen und Spurenelementen führten, die für verschiedene medizinische Ziele einsetzbar sind.

Ein aktuell besonders wichtiges Vorhaben ist es, menschliches Blut und Gewebestrukturen im menschlichen Körper von Mikroplastik und chemischen Schadstoffen zu befreien.

Erkenntnisse aus dem Jenke-Experiment

Vier Wochen lang ließ der Fernsehjournalist Jenke von Wilmsdorff in seinem persönlichen Umfeld den größtmöglichen Kontakt mit Plastik zu. Er kaufte und konsumierte nur Nahrungsmittel, die in Plastik verpackt waren und aller Einschätzung nach mit Mikroplastik, Nanopartikel und Weichmachern belastet waren. Am 23. September 2019 strahlte RTL über sein „Experiment, das zuvor noch niemand gewagt hat" einen alarmierenden Beitrag aus. Der Journalist leitete die 90-Minuten-Reportage mit der Aussage ein: „Ich werde mich gewissermaßen selbst vergiften. Es könnte mich krank machen. Wie krank, das kann niemand sicher sagen."

Er schockte das Publikum mit dem Hinweis, dass jeder von uns jede Woche mit der Nahrung, mit dem Wasser, über die Haut und die Schleimhäute etwa fünf Gramm Mikroplastik aufnimmt, und erhöhte die Spannung mit dem Bekenntnis, dass ihm ein wenig unbehaglich sei. Der Biochemiker Stefan Georgius Moellhausen, Leiter des IGL-Labors, spezialisiert auf genetische Untersuchungen, in Wittbeck, warnte vorab vor den Risiken eines solchen Selbst-Experiments: „Wir wissen auch nicht, was das in Ihrem Körper jetzt anstellt. Ob es hormonelle Veränderungen oder entzündliche Prozesse auslösen kann. All diese Risiken sind bekannt. Sie gehen das Risiko jetzt ein, dass Sie unter Umständen gesundheitliche Probleme bekommen können."

Schätzungen zu Folge hat jeder Deutsche im Laufe eines Jahres mit 37 bis 150 Kilo Verpackung zu tun, ein großer Teil davon schützt die Nahrungsmittel. Nicht jeder Wissenschaftler hält die derzeitigen Umstände für ein Risiko. So erklärte der Fachgebietsleiter Umwelthygiene und Umweltmedizin am Zentrum für Public Health der Medizinischen Universität Wien: "Für den Menschen sind der wichtigste Aufnahmepfad für Mikroplastik derzeit Kosmetika und Zahnpasten, wobei ich unmittelbare Gesundheitsrisiken hier eher ausschließen würde." Die Umweltzeitschrift „Öko-Test" beruhigte die Öffentlichkeit fünf Monate später ebenfalls und erklärte Körperpeelings für frei von Mikroplastik (ORF, 14. Februar 2020) – jedoch nicht frei von Kunststoff in löslicher Konsistenz und anderen bedenklichen Substanzen.

Für RTL steigerte der Journalist unter ärztlicher Kontrolle einen Monat lang seine individuelle Konfrontation mit

Mikroplastik und Weichmachern. Auf der Einkaufsliste des 53jährigen standen 64 Fertiggerichte, darunter auch Snacks. Er verwendete jede Menge Duschgels, Zahncreme in Plastikbehälter und Trinkhalme aus Plastik. Jenke von Wilmsdorf informierte lückenlos über seine Nahrungswahl, zum Beispiel Kokosmilch in der Dose, Wurstaufschnitt, Käse, Tiefkühlpizza, in Plastik abgepackte Muscheln und Obst-Smoothies aus Plastikquetschtüten. Viele Produkte waren sehr fetthaltig, und Fett erleichtert die Aufnahme von körperfremden chemischen Substanzen.

Er kaute stundenlang Kaugummi, benutzte To-Go-Kaffeebecher und setzte Plastikflaschen mit Trinkwasser bewusst in die Sonne, damit mehr Weichmacher in ihren Inhalt übergehen. Er wählte seiner Meinung nach plastikverseuchte Kosmetikartikel und zwängte sich in eng anliegende Polyesterkleidung.

Am vierten Tag des Selbstversuchs stellte sich hartnäckiger Kopfschmerz ein. Nach zwei Wochen gab er zu Protokoll: „Ich habe' das Gefühl, ich habe keine Vitamine mehr im Körper."

Zu diesem Zeitpunkt übertreffen die mit dem Urin ausgeschiedenen chemischen und giftigen Substanzen den Normalwert bereits um das Zehnfache.

Laborergebnisse am Ende des Selbstversuchs bestätigten alle Befürchtungen. Eine Kategorie von endokrinen Disruptoren ist im Urin 200fach, im Blut 400fach erhöht. Auch Aluminium wird nachgewiesen. Eine Anreicherung im Gehirngewebe wäre ein ernstes Risiko in Bezug auf eine Alzheimererkrankung.

Diese Laborwerte waren noch nicht das Erschreckendste. Für seine Dokumentation wurden auch Kinder im Alter von drei bis fünf Jahren in einer Kindertagestätte in Rösrath untersucht. Zehn Eltern gaben ihre Einwilligung. In Labortest wurden im Blut und im Urin sogar Weichmacher nachgewiesen, die bei uns verboten sind. Es gab Rückstände von Weichmachern, die bei Produktionen eingesetzt wurden, als die Kinder noch nicht geboren waren. Eine Mutter äußerte sich glaubhaft: „Total erschreckend. Ich bin total lost und weiß erst Mal nicht, was ich machen soll."

Die Ergebnisse entsprechen Erkenntnissen des Robert-Koch-Instituts, Berlin, aus den Analysen von etwa 2.500 Urinproben, die von Kindern im Alter zwischen drei und 17 Jahren stammten. In 97 bis 100 Prozent wurden chemische Spuren, vor allem Rückstände von Weichmachern, gefunden. Die Toxikologin am Bundesumweltamt und Mitautorin der Studie, Marike Kolossa-Gehring, erläuterte in „Der Spiegel": „Unsere Studie zeigt eindeutig, dass Plastikinhaltsstoffe mit steigender Produktion auch vermehrt im Körper auftreten. Dabei ist wirklich besorgniserregend, dass die jüngsten Kinder als die sensibelste Gruppe am stärksten betroffen sind."

Das Ausmaß der Risiken durch Belastungen, die von chemisch-hormonell wirkenden Stoffen ausgehen, kann kaum bereits reell eingestuft werden. Die Forschungsgruppe Plast X ermittelte, dass zahlreiche harmlos erscheinende Gegenstände des Alltags wie Joghurtbecher, Trinkflaschen, Shampoobehälter nicht einfach aus reinem Plastik bestehen, sondern einen Mix von Chemikalien repräsentieren. Untersucht wurden 34 Plastikmaterialien, von denen drei Viertel Substanzen enthielten, mit denen in Laborversuchen mit Zellmaterial wörtlich „deutlich negative Auswirkungen" herbeigeführt wurden. Die Wissenschaftler zählten mehr als 1.400 unterschiedliche Substanzen, konnten jedoch nur 260 identifizieren. Die führende Autorin der Studie, Lisa Zimmermann, analysierte treffend, worauf sich Bürgerinnen und Bürger täglich nichtsahnend einlassen oder einlassen müssen, mangels Alternativen:

„Das heißt, wir wissen zum Großteil nicht, womit wir es in den Kunststoffprodukten zu tun haben. Und wenn wir die Chemikalien nicht kennen, können wir auch nicht bestimmen, ob sie sicher für Mensch und Umwelt sind." *(Quelle: Verbraucherzentrale, September 2019).*

In der für den Fernsehsender RTL wichtigen Zielgruppe zwischen 14 bis 49 Jahren erreichte die Dokumentation 1,6 Millionen Zuschauerinnen und Zuschauer. Das Ausmaß der Belastung durch Mikroplastikmoleküle war den allermeisten nicht bewusst. Für nicht wenige ähnelte das extreme Verhalten des Fernsehjournalisten dem von ihnen selbst gewählten Lebensstil.

Berufliche Medienkritiker verteilten gute Noten: „Eine öffentlichkeitswirksame Sendung. Der Plastik-Wahnsinn ist für ein Massenpublikum greifbar geworden."

Zuschauer waren kritischer und zeigten ein Missverhältnis auf: Der Fernsehsender positionierte sich mit der Aussage „Wir bei RTL sagen der globalen Plastikkrise den Kampf an" ... und schaltete während der Dokumentation sieben Fernsehspots für Produkte, die dieses Problem befeuern.

Einige Zuschauer vermissten Vorschläge zur Plastikvermeidung und machten eigene, etwa „sieben einfache Schritte zu weniger Plastikmüll", „Verpackung vermeiden im Supermarkt", „Die besten plastikfreien Brotdosen – aus Edelstahl, Glas und Holz", „Die besten Trinkflaschen aus Edelstahl" und „Bienenwachstücher besser als Frischhaltefolie".

Kein Zuschauerkontakt konzentrierte sich auf die Frage: „Kann ich Mikroplastik im Blut und im Gewebe wieder loswerden?

Mineralstoffmangel hat verschiedene Ursachen und späte Folgen

Von größter Bedeutung für das Funktionieren des Organismus ist die von der Natur gewollte Balance dieser Substanzen im Körper.

Durch unüberlegte Ernährung, Krankheit, starke körperliche Belastung, Stress und in fordernden Phasen wie Wachstum und Schwangerschaft kommt es in aller Regel zu Defiziten. Verschiedene Zustände erschweren zusätzlich die Aufnahme von Mineralstoffen, darunter Essstörungen, Erbrechen, Durchfall, Antibiotika, Nebenwirkungen zahlreicher Herz-Kreislauf- und Nerven-Medikamente, Störungen im Hormonsystem und Nierenschwäche. Seit einigen Jahren treten verstärkt auch einseitige Abmagerungsdiäten oder lang andauernde Ernährung mit hochprozessierten Nahrungsmitteln fast ohne Mineralstoffe als Ursachen einer Unterversorgung auf.

Menschen werden diesbezüglich im Unklaren belassen oder mit der Aussage beschwichtigt, dass Mineralienmangel bei Gesunden selten ist. In Wahrheit müssen die Praktiken der Nahrungsindustrie und die in der Massentierzucht und in der Bewirtschaftung von landwirtschaftlichen Flächen in großem Stil geltenden Prinzipien Anlass zur Sorge sein. Der Trend zu ultraprozessierter Nahrung setzt Millionen Konsumentinnen und Konsumenten den Risiken von Defiziten an Mineralstoffen und Spurenelementen aus. Die Bedrohung der Gesundheit geht von dauernd mangelhafter Zufuhr dieser Substanzen aus.

Große Gruppen der Bevölkerung haben einen erhöhten Bedarf an Vitalstoffen: Schwangere, stillende Frauen, Heranwachsende, Sportler und Raucher. Ältere Menschen können gefährdet sein, da sie zu wenig essen oder weil Medikamente die Aufnahme von Vitaminen, Mineralstoffen und Spurenelementen erschweren. Patienten mit Zuckerkrankheit haben eine erhöhte Ausscheidung einzelner Mineralstoffe wie Magnesium, Zink und Silizium und Vitamine mit dem Urin. Magen-Darmerkrankungen, Infektionskrankheiten und Osteoporose sind diesbezüglich ebenfalls kritische Phasen.

Von einer Selbstdiagnose ist abzuraten. Ein Beispiel: Wadenkrämpfe werden fast immer mit Magnesiummangel in Verbindung gebracht, Ursache könnte auch eine Calciumunterversorgung sein.

Das Herz ist ebenfalls ein Muskel, Herzrhythmusstörungen können jedoch zahlreiche Ursachen haben, auch Verstopfung, die ebenfalls an Magnesiummangel denken lässt.

Bluthochdruckpatienten haben regelmäßig eine ungenügende Mineralstoffversorgung. Medikamente der Gruppe Diuretika fördern die Kaliumausschwemmung, ebenfalls Abführmittel.

Die Messung des Kaliumspiegels sollte zum Gesundheitscheck gehören.

Eisen ist das Lebenselixier der roten Blutkörperchen, die Sauerstoff transportieren. Müdigkeit, Schwindel, Haarausfall, Kopfschmerz und unterversorgte Nägel können Anzeichen von Eisenmangel sein.

Viele Symptome, für die es keine andere vernünftige Erklärung gibt, könnten Anlass zu einer Blutuntersuchung in einem Labor sein: Konzentrationsstörungen, Depression, Erschöpfungszustände, Schlafstörungen, Schwindel, Kopfschmerzen, Nackenverspannungen, Restless Legs-Syndrom, Nagelbrüchigkeit, Haarausfall.

Blutanalysen liefern genaue Messwerte.

Problematisch ist auch jedes entstehende Ungleichgewicht, zum Beispiel zu viel von dem einen Mineralstoff und zu wenig von dem anderen. Vitalstoffe sind Teamplayer, die Wirkungen gegenseitig unterstützen können. Die fehlende Balance wird langfristig die Wahrscheinlichkeit chronischer Erkrankungen erhöhen.

Die Mehrheit der Ärztinnen und Ärzte geht allerdings davon aus, dass Mängel selten sind, und raten bestenfalls zur Überprüfung der Eisenwerte. Die ernsten Folgen von nicht vorhandenen Vitalstoffen können sich erst Jahre später darstellen.

Ein hoher Verzehr von tierischem Eiweiß, das aus Aminosäuren besteht, kann im Körper Säureprobleme aus-lösen und den Verbrauch von Mineralstoffen und Spurenelementen steigern. Zucker kann ebenfalls zum Säurebildner werden. Bei starker körperlicher Belastung können Muskeln durch Salze der Milchsäure übersäuern. Ein gewisse Präsenz von Säuren, zum Beispiel im Magen, ist unumgänglich. Eine Überdosis kann nur im Bindegewebe zwischengelagert werden. Ein umgangssprachlich als Übersäuerung bezeichneter Zustand verstärkt die Freisetzung aggressiver Sauerstoffradikale. Sie hemmen chemisch wirkende Enzyme, die zur besseren Verwertung von Vitalstoffen in der Nahrung benötigt werden. Dadurch kann ein aktueller Mineralstoffbedarf höher sein, als die Nahrungsaufnahme ermöglicht.

Symptome sind in den meisten Fällen nicht auf Anhieb als Vorstufen einer Erkrankung zu erkennen. Mineralstoffdefizite stören anfangs nur das Befinden durch Störungen wie Erschöpfung, Schwindel, Konzentrationsschwäche oder Kopfschmerz.

Kaum jemand ahnt, welche und wie viel Mineralstoffe und Spurenelemente er in einer bestimmten Phase benötigt und auch tatsächlich zu sich nimmt.

Wir haben sie nicht auf dem Radarschirm.

Ein natürliches Antibiotikum jetzt sogar gegen Mikroplastik

Nach dem farblosen und geruchlosen Gas Sauerstoff ist Silizium das in der Natur am häufigsten vorkommende Element. Es hat die starke Eigenschaft, sich mit anderen Substanzen in der Nachbarschaft zu verbinden. In der biologischen Welt kommt speziell die Eigenschaft zum Tragen, dass Moleküle von Silizium Eiweiße anziehen und binden, und ebenso Aminosäuren, die aus Eiweißen zusammengesetzt sind.

Mit dieser Fähigkeit nimmt das Spurenelement auch Krankheitserreger gefangen, was seine Rolle als natürliches Antibiotikum erklärt.

Das gibt ihm jetzt eine große Rolle in der Ausleitung von Mikroplastikmolekülen und Weichmachern aus dem Blut.

Die Erdkruste besteht zu 77 Prozent

aus Salzen mit Silizium, den Silikaten, und zu zwölf Prozent aus einer Verbindung des Elements mit Sauerstoff namens Siliziumdioxid, Quarz.

Der fruchtbarste Boden ist die mineralienreiche Tonerde, die sehr viel Kieselsäure enthält. Die Analyse des menschlichen Genoms hat ergeben, dass dieses Spurenelement in unserer Erbsubstanz eine Rolle hat.

Die Eigenschaften dieses Spurenelementes werden bis heute grundsätzlich unterschätzt. In winzigen Mengen ist es in zahlreichen Pflanzen enthalten, die es aus der Erde aufnehmen, jedoch als große Moleküle, die vom Körper fast nicht verwertet werden. Auf der Zutatenliste von Nahrungsmitteln tauchen Kieselerde oder seine europäische Zulassungsnummer E 551 nicht als essenziell wichtige Biosubstanz auf, sondern weit unter Wert als physikalische Rieselhilfe, als Füllstoff, als Trägerstoff für Farben und Aromen oder als Hilfsmittel zur Verbindung anderer Inhaltsstoffe. Kristalle aus Siliziumdioxid sind innen porös und speichern Wasser, ohne aufzuquellen. In pulverförmiger Nahrung verhindern sie ein Verklumpen. Würzmittel, Salze und Käsescheiben dürfen geringe Mengen E 511 enthalten, auch Bio-Lebensmittel.

Vor etwa zehntausend Jahren erkannten die ersten Hochkulturen ein erstaunliches Phänomen: Bestimmte Pflanzenstoffe, Farbstoffe, Duftstoffe und Bitterstoffe entfalten nicht nur in der Pflanze, sondern nach Verzehr im menschlichen Körper erstaunliche Wirkung. Durch intelligente Wahl können vor allem sehr gewünschte Effekte erzielt werden. Dieses Wissen wurde schließlich auch auf Erdmischungen zur Behandlung äußerer Wunden angewendet und in Bezug auf Heilerde, die verzehrt wurde. Auf diese Weise entdeckten unsere Vor-Vor-Vorfahren vor etwa 700 Generationen Wirkungen einer unsichtbaren Substanz, die wir heute Siliziumdioxid oder Kieselerde nennen.

Im Altertum wurde das Spurenelement aus Quarzsand als Ursubstanz des Lebens eingestuft. Silizium wurde geschätzt wegen seiner Heilkräfte, wegen seiner Wirkungen zur Hemmung der Alterungsprozesse und zum Erhalt der äußeren Schönheit und wegen der Steigerung körperlicher und geistiger Leistungen.

Schon 3.000 Jahre vor Christi waren in Ägypten und anderen frühen Zentren menschlicher Hochkultur verschiedene Arten von Tonerde wegen ihres Siliziumgehalts als Heilmittel und Kosmetiksubstanz sehr geschätzt. Die aus dem heutigen Griechenland stammende legendäre ägyptische Königin Kleopatra soll die alterslose Schönheit ihres Gesichts Pflegemasken aus Ton mit besonders starkem Quellungsvermögen, Bentonit, verdankt haben. Auch ihre rote Lippenfarbe und ihr bevorzugtes Haarwaschmittel waren Varianten von Ton.

Zahlreiche schriftliche Überlieferungen wurden der Kieselerde und der Tonerde gewidmet. Laut Evangelium, hat Jesus von Nazareth Blinde mit Ton sehend gemacht. Der römische Gelehrte Gaius Plinius Secundus, bekannt als Plinius der Ältere, hinterließ in 37 Büchern seiner Enzyklopädie „Naturalis historia" etwa 20.000 wissenschaftliche Fakten zu seiner Zeit im ersten Jahrhundert nach Christi, darunter Wissenswertes aus Medizin und über Arzneien und Pflanzen. Er war von der Heilwirkung der Tonerde überzeugt. Zu seiner Zeit wurden Verstorbene mit Tonerde und Lehm einbalsamiert, um sie zu mumifizieren. Der persische Arzt Ibn Sina, dessen lateinischer Name Avicenna lautete, würdigte im elften Jahrhundert in seinem Werk „Canon Medicae" grauweißen Ton als erstes antibakterielles Heilmittel bei Wunden, Stauchungen, Verbrennung, Insektenstichen, Durchfall, Blasenleiden und anderen Erkrankungen. Auch mit Essig gesäuerte Tonerde war damals bereits im Einsatz.

Im Zusammenwirken mit den Salzen von Silizium bilden sich in der Natur feste Strukturen unter Beteiligung anderer Mineralien und Elemente. Sand, Kieselsteine, Granit, Basalt, Glimmer sind in diesem Sinne durch Silizium Verwandte auch von so großartigen Kristallen wie die allermeisten Schmucksteine, beispielsweise der wegen seiner Härte geschätzte Quarz, der mehrfarbig gebänderte Achat, der violette bis purpurrote Amethyst, der grün durchscheinende Jade, der wächsern glänzende milchig-weiße Opal und der rosarote Rosenquarz. Der Quarzableger Bergkristall gehört auch dank Silizium zu den wichtigsten Heilsteinen überhaupt, dem nachgesagt wird, dass er Energien verstärkt und in der Mythologie als Stein des Lichts gilt.

Beton, Bausteine, Keramik, Porzellan, Glas, Ton ... überall steckt Silizium.

Das Element Silizium sorgt für Härte, und umso erstaunlicher müsste die Tatsache sein, dass diese Substanz sowohl in der Welt der Pflanzen seine große Rolle hat wie in unserem Körper.

Das ist jedoch zu erklären.

Die Erdsubstanz Silizium tauscht mit Metallen Moleküle aus, wobei Silikate entstehen. Wichtiger ist die Fähigkeit, sich mit dem von Pflanzen erzeugten Sauerstoff, griechisch Oxygen, Säurebilder, ebenfalls fest zu verbinden, die Voraussetzung zur Bildung von hartem Gestein. Dieses Ergebnis wird als Oxid bezeichnet, auf Deutsch mit dem schwer zu verstehenden Wort Kieselsäure.

Zu unserem Glück brauchen auch Pflanzen Silizium

Höhere Vertreter der Pflanzenwelt besitzen die Fähigkeit, mehr oder weniger winzige Mengen von Silizium aus dem Erdreich mit ihren Wurzeln aufzunehmen. Voraussetzungen stellen Bakterien, Pilze und Flechten im Erdreich her, die für ihre Zwecke Siliziumkristalle auflösen. Über Mikroorganismen als Zwischenwirte findet dieses Spurenelement auf wirklich verblüffende Weise seinen Weg aus der steinigen in die grüne Natur und schließlich in unser Essen.

Unscheinbare Kleinstlebewesen, Mikroorganismen aus den Familien der Bakterien, Pilze und Flechten erzeugen Säuren und Stoffwechselprodukte. Damit sind sie im Stande, Silizium aus Quarz zu lösen und elektrisch geladene Teilchen aufzunehmen. Dabei entwickeln sie erstaunliche Fähigkeiten. Schimmelpilze zum Beispiel können Silikatverbindungen für sich als Nahrung verwenden und in Energie umwandeln. Das erklärt, warum mit Sanitärsilikon abgedichtete Fugen im Badezimmer Schimmel förmlich anziehen.

Pflanzen lagern Silizium in den Zellwänden und dort vor allem in Stängeln, Grannen und Schalen. Der eigentlich hauchdünne Ackerschachtelhalm und die Bambuspflanze entwickeln dank einer beträchtlichen Menge dieses Spurenelements eine höhere Stabilität und werden durch sie gleichzeitig weitgehend ungenießbar, von einem Ackerschachtelhalmaufguß abgesehen.

Mehrere Gemüse sind gute Lieferanten, wobei der Wurzelanteil reicher ist als oberirdisch wachsendes Gewebe. Sehr gute Werte wurden für Rote Bete, Sellerie, Spargel, Meerrettich und Topinambur ermittelt.

Spitzenreiter ist – wenn ihr ein biologischer Anbau gegönnt wird – die Kartoffel.

Sternekoch Nelson Müller untersuchte Anfang 2020 für das ZDF den Zustand heimischer landwirtschaftlicher Erzeugnisse und schockierte in Bezug auf die eigentlich tolle Knolle. Um eine von der Industrie festgelegte Wunschgröße festzuzurren, wird der blätterige Teil der Kartoffelpflanze in einem bestimmten Reifezustand mit einem Herbizid abgetötet. Das macht die nicht organische Kartoffel zum mengenmäßig größten Sammler von Giftsubstanzen, die von den Behörden zum Verzehr zugelassen sind. Wegen des radikal abgebrochenen Wachstums unterbleibt auch die Aufnahme von Silizium in der stattlichen Größenordnung, die theoretisch zu erzielen wäre.

In Obst und in Früchten, die über der Erde entstehen, ist der Gehalt deutlich geringer.

Gemessen daran ist es verblüffend, dass zahlreiche Getreidekörner wahre Siliziumbomben sind. Das gilt mit weitem Abstand für Hafer und Hirse vor der Gerste. Mineralstoffe und Spurenelemente konzentrieren sich generell in den harten Randschichten, in den schützenden und wasserdichten Schalen oder unmittelbar darunter.

Vergleichen wir mit diesem Idealzustand die Bedingungen in der heutigen Realität, wird verständlich, dass bei der Mehrzahl der Menschen ein Mangel an diesen Vitalstoffen und an Silizium besonders fast nicht zu vermeiden ist.

Jede Nutzpflanze benötigt ein eigenes Zeitpensum, um über seine Wurzeln mit ausreichender Feuchtigkeit Mineralstoffe, Mengenelemente und Spurenelemente aufzunehmen. Dünger für schnelles Wachstum durchbricht in der intensiven Landwirtschaft, die auf erschöpften Böden stattfindet, die natürliche Chronobiologie des Reifens. Wer die Verhältnisse durchschaut, wundert sich nicht, wie wenig haltbar Feldfrüchte heutzutage sind und wie rasch Prozesse des Verderbens sichtbar werden ... den tragenden und schützenden Pflanzenbestandteilen fehlt Silizium.

Ultraprozessierte Industrienahrung, fast immer ohne Vollkornprodukte und frisches Wurzelgemüse, kann in einer Versorgung der Verbraucher mit Silizium keine Rolle spielen. Fleisch ist völlig frei von diesem Spurenelement.

Im Gegensatz enthalten Vollkornprodukte unter idealen Voraussetzungen noch 50 Mal mehr Silizium als Backwaren aus weißem Mehl.

Im Schachtelhalm sind die körnigen Siliziumkristalle so fein verteilt, dass sie früher wie Sandpapier zum Putzen von Zinngegenständen hergenommen wurden. Daher auch die zweite Bezeichnung Zinnkraut. Da diese Pflanze Silizium auch als Säure speichert, galt sie in der Volksmedizin als hilfreich bei Entzündungen und Hautverletzungen.

Diese Natursubstanz verstärkt innerlich die Haltestruktur einer Pflanze und schützt sie gegen schädliche äußere Einflüsse und vor Krankheit. Der Mechanismus ist erforscht: Eine Reihe von Metallen wie Eisen, Kupfer und Zink sind lebensnotwendig bei geringer Konzentration, jedoch giftig bei höheren Dosierungen. Andere, wie zum Beispiel Aluminium, sind nur für ihre Giftigkeit bekannt. Silizium in den Böden kann die Aufnahme von Giftstoffen durch eine Pflanze verringern. Entsprechende Effekte wurden bei verschiedenen Nutzpflanzen nachgewiesen, etwa für Tomaten.

Als Folge von unter den Gesichtspunkten der Wirtschaftlichkeit optimierten Produktionsmethoden in der Landwirtschaft sind Böden ausgelaugt. Obstsorten und Gemüsesorten sollen immer größere Erträge in immer kürzerer Zeit ermöglichen. Schnell wachsende Sorten weisen eine geringere Mineralstoffdichte auf. Agrarchemie verzerrt die natürliche Zusammensetzung dieser Substanzen. Pflanzen können nur wenige Spurenelemente aufnehmen und als Glied der Nahrungskette oder im Tierfutter weitergeben.

Austausch ist Antrieb

Während die 13 für den Menschen unverzichtbaren Vitamine mit eigenen Eigenschaften die Barriere der Darmwände überwinden und es ins Blut schaffen, brauchen Moleküle der Mineralstoffe und Spurenelemente eine Sonderbehandlung oder eine Art Transporter, ehe sie für den Körper nützlich werden können. Gebraucht werden bestimmte Eiweiße, Enzyme oder eine Mindestmenge an Magensäure. Vor allem bei älteren Menschen kann die Menge an verzehrtem frischen Obst und Gemüse darüber hinwegtäuschen, dass dennoch eine Unterversorgung gegeben ist, wenn etwa die notwendigen Enzyme nicht präsent sind. In diesem Sinne ist dann auch der Griff zur Mineralwasserflasche oder Einsatz einer Mineralwasser-App mit den Daten von mehr als 1.000 in Deutschland erhältlichen Mineralwassermarken keine Garantie. In der Auflistung der wichtigsten 20 Inhaltsstoffe fehlt Silizium meistens, oder es ist mit vielleicht zehn Milligramm pro Liter vertreten.

Allem Anschein nach mangelt es bei den allermeisten Menschen heute vermutlich an Nachschub, und gleichzeitig geht in jedem Augenblick Silizium verloren. Wenn jetzt hier auf den kontinuierlichen Verlust durch Abrieb von Hornhaut, durch Hautschuppen, durch Haarausfall und das Ausscheiden mit Stuhl und Urin hingewiesen wird, kommt auch eine negative Veränderung des im Körper gespeicherten Siliziums mit zunehmendem Alter zum Tragen. Wissenschaftler vergleichen diese Entwicklung des Spurenelements mit einem frischen grünen Getreidestängel, der in relativ kurzer Zeit als Stroh endet. In Wachstumsphasen und in Regenerationszeiten nach schwerer Krankheit oder Operation wird außerdem von dem Aufbauelement Silizium mehr gebraucht. Der ältere Organismus verfügt in aller Regel jedoch nur noch über eine deutlich reduzierte Aufnahmefähigkeit - das gilt für alle Substanzen, die aus dem Magen-Darmtrakt zu absorbieren und adsorbieren sind - während gleichzeitig das Vorbeugen von alterstypischen Veränderungen der Knochen, Muskeln, Sehnen, Bänder und Gefäße mit einem höheren Bedarf verbunden ist. Ein Mineralstoffdefizit ist auch aus diesen Gründen vorprogrammiert.

Muskelschwäche oder Gelenkschmerzen sind als Symptome alarmierend genug. Lange Zeit weitgehend unbemerkt drohen jedoch wesentlich gravierendere Veränderungen in ebenfalls vernachlässigten anderen Strukturen. Zum Beispiel ist aus erschlaffendem, schlechter versorgtem Bindegewebe die Unterstützung der körpereigenen Krankheitsabwehr mangelhaft, während gleichzeitig die Bedingungen für gesunde Zellerneuerung schwieriger und der Schutz von übertragbaren Erkrankungen fordernder werden.

Aus pflanzlichen Quellen gelangt das meiste Silizium in den menschlichen Körper. Ein Erwachsener hat etwa 1,2 bis 1,4 Gramm dieses Elements in sich. Das ist eine der höchsten Dosierungen unter Mineralstoffen und Spurenelementen. Damit rangiert Silizium mengenmäßig hinter Eisen und Zink an dritter Stelle.

Die Gesamtheit aller festen Stoffe im menschlichen Organismus macht etwa vier bis sechs Prozent aus. Bei beispielsweise 80 Kilogramm Körpergewicht summieren sich Eisen, Kupfer & Co. zu rund vier Kilo. Gebraucht werden sie für Knochen und andere Strukturbestandteile, auch für Bindegewebe und Haut, jedoch auch für sämtliche biochemischen Prozesse wie Verwertung von Nährstoffen, Steuerung des Wasserhaushalts und Betrieb der Nervensysteme. Dafür benötigt der Organismus von den meisten Mineralstoffen in jedem Augenblick mehrere Gramm zur Verfügung. Das sagt nichts über ihre Bedeutung aus.

Eisen zum Beispiel, ohne das kein Sauerstoff im Blut transportiert werden kann und das wahrlich unerlässlich für unser Überleben ist, überschreitet nicht vier bis fünf

Gramm Vorkommen im Körper. Jedoch eine ganze Reihe wirkt auch schon in noch viel geringerer Menge, die so genannten Spurenelemente. Meistens sind bereits weniger als 50 Tausendstel eines Gramms, Milligramm genannt, pro Kilogramm Körpergewicht ausreichend.

Welche Rolle diese Vitalstoffe haben, hat die Wissenschaft erst spät anerkannt und die moderne Medizin hat dieses Wissen fast in den Hintergrund gedrängt.

Besonders Spurenelemente müssen präsent sein. Sie sind Bestandteil von Hormonen und Enzymen. Sobald ein Mangel entsteht, bildet sich eine gefährliche Lücke im Organismus. Hier sind in erster Linie die Krankheitsabwehr und die Kommunikationsleistungen der Nervensysteme zu nennen.

Jedes chemische Element hat spezielle Aufgaben. Noch entscheidender ist sein Beitrag im Zusammenspiel aller Mikronährstoffe.

Silizium ist in nahezu jeder menschlichen Körperzelle vorhanden. Silizium desinfiziert und fördert den Austausch von körpereigenen Stoffen in den Abermilliarden Zellen. Als Substanz des Austauschs, der mittels elektrisch geladener Teilchen erfolgt, ist es auch eine Substanz des Antriebs. Dieser Umstand müsste bereits klarmachen, dass Silizium eminent notwendig ist. Bis vor Kurzem hat die wissenschaftliche Literatur jedoch ganz andere Mengenelemente und Spurenelemente, nämlich Eisen, Fluor, Jod, Kupfer, Mangan, Molybdän, Selen, Zink und Chrom, als unverzichtbar klassifiziert. Als nicht essenziell für die Prozesse des Stoffwechsels, also als nicht lebensnotwendig galten neben Silizium Arsen, Bor, Nickel, Lithium, Blei und Vanadium.

Im Organismus ist Silizium vor allem wegen seiner verbindenden Eigenschaften so wertvoll, da es Eiweiße und die aus Eiweißen zusammengesetzten Aminosäuren vereinigt. Die gleiche Fähigkeit macht es zum wichtigen Kämpfer gegen Schadstoffe im Körper.

Sehnen, Bänder und Blutgefäße profitieren von der entstehenden Geschmeidigkeit durch Elastin und Kollagen, die es ohne Silizium so nicht gäbe. Die stärkste Konzentration erreicht Silizium im Knochengewebe sowie ebenfalls als Baustein in den Zähnen.

Jedoch die gravierendsten negativen Auswirkungen durch einen Mangel dieses chemischen Elements treffen die Funktionen des unspektakulär bezeichneten Bindegewebes verkraften.

Das Bindegewebe füllt mit elastischen, verzweigten Fasern die Zwischenräume im Körper aus, kommuniziert mit den Organen, der Haut und den Schleimhäuten und tauscht Flüssigkeiten zwischen den Lymphbahnen, den Blutgefäßen und den Organgeweben aus.

Zu den allerwichtigsten von Silizium eingebrachten Eigenschaften zählt seine Fähigkeit, Flüssigkeiten im Gewebe aufzunehmen und sie weiterzuleiten.

Siliziummoleküle sind innen porös und nehmen die bis zu 300fache Menge des Eigengewichts an Wasser und anderen Flüssigkeiten auf. Diese Substanzen werden zum Transport aller Nährstoffe und zum Abtransport von Schadstoffen und Rückständen benötigt.

Das ist die vielleicht schicksalhafte Mega-Aufgabe des Organismus: Die Versorgung seiner Zellen und die Bereitstellung der Substanzen für ihre Erneuerung.

Sobald die Frage nach der Zahl der Zellen eines menschlichen Körpers gestellt wird, wird die Ahnungslosigkeit der Medizin heute noch in Bezug auf viele biologische Prozesse spürbar.

Dutzende Millionen neue Zellen in jeder Sekunde

Der Mensch ist ein komplexer Organismus aus Dutzenden Trillionen Zellen, von denen jede ihre eigene Struktur und Funktion hat. Aktuellste Schätzungen nähern sich der Zahl 30 mit 15 Nullen, das sind 30 Trillionen oder 30 Millionen Billionen. Hochgerechnet und addiert wurden in diesem Berechnungsmodell Zellen der einzelnen Organe eines Erwachsenen, 20 bis 30 Jahre alt, 170 Zentimeter groß und 70 Kilogramm schwer *(Quelle: „How Many Cells Are in the Human Body? Fast Facts". Healthline, 2020)*. Noch vor Jahren legte sich die Wissenschaftszeitschrift „Spektrum" auf nur 100 Billionen oder 100.000.000. 000.000 Körperzellen fest.

Rund 200 verschiedene Zellarten wurden identifiziert. Etwa 80 Prozent der Zellen sind rote Blutkörperchen, eminent essenziell für den Transport von Sauerstoff im Blut. Weitere große Gruppen bilden Hautzellen, Nervenzellen und Fettzellen. Jeder Zelltyp hat eigene Strukturen, Dimensionen und Funktionen. Gehirnzellen beispielsweise sind länglicher, um Signale effizienter leiten zu können, und Herzzellen haben mehr Minikraftwerke zur Erzeugung notwendiger Energie.

Alle arbeiten in Harmonie an der Gemeinschaftsleistung, die Prozesse des Überlebens aufrechtzuerhalten.

Zellen sterben kontinuierlich ab und gleichzeitig werden neue gebildet. Es ist schwierig zu bestimmen, wie viele Zellen ein Organismus im Laufe eines Tages produziert. Die Lebensspanne der unterschiedlichen Arten variiert. Nicht jede reproduziert sich mit gleichem Tempo. Am ehesten sind rote Blutkörperchen einzuschätzen. Sie leben etwa 120 Tage lang, ehe sie von Fresszellen in der Milz und in der Leber aus dem Kreislauf genommen werden. Das geschieht mit 173 bis 259 Milliarden täglich, zwei bis drei Millionen in jeder Sekunde ... nur tote Blutkörperchen.

Das geschieht schneller oder langsamer mit allen Arten von Zellen. Hohe Schätzungen vermuten, dass pro Sekunde insgesamt bis zu 50 Millionen Zellen absterben können.

Glücklicherweise ist ein gesunder Körper im Stande, zwischen den produzierten und getöteten Zellen eine genaue Balance zu erzielen. Dem liegt eine unvorstellbare Logistik einer Just-in-Time-Versorgung des Organismus mit allen notwendigen Nährstoffen zu Grunde, ergänzt durch den lückenlosen Abtransport von Rückständen und Schadstoffen.

Um zu überleben setzt der menschliche Körper seine elektrochemischen Systeme ein. Seine wichtigsten Dienstleister sind dabei die Elektrolyte, eben Mineralstoffe und Elemente.

Der Teil des Körpers, der am meisten von der Elektrizität abhängt, ist das Nervensystem.

Zu den Wirkungen von Silizium in dieser Teamarbeit gehören die Übertragung von Nervensignalen und der Austausch von Wasser und anderen Flüssigkeiten im Gewebe zwischen den Organen. Ebenso in Zellen hinein und, Abfälle und Schadstoffe betreffend, auch heraus. Einige Mineralstoffe bilden dafür eine bestimmte Mischung innerhalb der Zelle, andere außerhalb, und durch Austausch untereinander und durch Verteilung durch die feinporigen Zellwände mit Hilfe von Osmosedruck entsteht ein geregelter Transport von Nährstoffen, Flüssigkeiten und weiteren Substanzen.

Dabei ist der Zustand der hauchdünnen innersten Gewebeschichten der Blutgefäße mitentscheidend. Gefragt ist ihre Elastizität, also die Versorgung mit qualitativem Elastin. Durch diese feinen Beläge hindurch werden mit dem pulsierenden Blutdruck Nährstoffe und Sauerstoffmoleküle ins benachbarte Gewebe gepresst und Schadstoffe zurückgeschwemmt. Dort, am so genannten Endothel, beginnt die Zerstörung der Gefäße durch Entzündungsstoffe, Sauerstoffradikale und später durch Haarrisse und Gewebsveränderungen.

Diese mehrschichtige Innenauskleidung der Gefäße ist die Barriere zwischen dem Austausch von Luft und anderen Stoffen und Blut mit der Umgebung. Das Endothel produziert Substanzen für die Blutdruckregulierung. Es hemmt oder aktiviert je nach Bedarf die Blutgerinnung.

Die Innenauskleidung ist auch im Stande, spezielle Fresszellen, Riesenfresszellen, Hormone und Eiweiße mit besonderen Möglichkeiten aus dem Blut heraus an sich zu binden. Diese Körperchen und weitere mikrobiale Substanzen sind in den angrenzenden Gewebezellen entscheidend bei Entzündungsprozessen und bei der Bekämpfung von Infektionen. Jede Störung dieser Funktionen oder jede Verletzung der Endothelschicht hat schwerwiegende Folgen, etwa die Gefäßschäden der Arteriosklerose.

Der fundamentale Treibstoff in diesem System – ein Biologe schwärmte von „300 Millionen Lastwagen im Körper" – ist das Spurenelement Silizium.

Ein wirklich ausreichender Spiegel dieses Spurenelements ist praktizierte Krankheitsvorsorge und hilft bei allen altersbedingten Veränderungen.

Die in der Natur vorkommenden Großmoleküle, in Sand, Granit, Quarz, scheiden für eine Aufnahme aus. Sie könnten die Darmbarriere nicht durchdringen. Aus den Schalen fossiler Kieselalgen wird die pulverförmige Kieselgur hergestellt, die auch Bergmehl oder Kieselmehl genannt wird. Die Bruchstücke werden fein gemahlen und gereinigt.

In weiteren Schritten wird aus diesem Rohstoff in bereits langer Tradition eine sehr magenfreundliche Siliziumform für die orale Einnahme hergestellt, Kieselerde, abgefüllt in Kapseln.

Heilerde in Pulverform oder zur Tablette verpresst, besteht zu etwa zwei Drittel aus solchen Siliziumverbindungen. Doch es darf kein Zweifel bestehen: Heilerde wird kaum adsorbiert und wirkt zum allergrößten Teil ausschließlich im Darm. Das ist auch ihr therapeutischer Nutzen bei Durchfall und Vergiftung: Krankheitserreger und Giftstoffe werden gebunden, damit sie nicht in die übrigen Körpersysteme einwandern, und ausgeschieden.

Silizium, das in einem speziell aufbereiteten Gel zugeführt wird, erreicht seinen Bestimmungsort direkt äußerlich.

Für all diese Einsätze in der zellularen Ebene muss Silizium aufbereitet werden. Wieder ist Kieselerde aus fossilen Gesteinen Ausgangsstoff, denn sie besteht zum Großteil aus einem mit Sauerstoff angereicherten Bestandteil der Zellhüllen von Kieselalgen, genannt Kieselsäure.

Wichtige Bereiche der inneren Organe sind auf die Gesundheit von Schleimhäuten angewiesen, vom Mund bis in das Verdauungssystem. Bei Entzündungen, Reiz durch Krankheit und Irritationen wird Silizium genau dort ebenfalls zur Heilsubstanz, wenn es als Nahrungsergänzung esslöffelweise in Form von Gel eingenommen wird. Auch Gel bindet Giftstoffe.

Wenn hier eine innere Anwendung beschrieben wird, die innere Organe über die Passage durch Mund, Magen und Darm erreicht, ist es in Wirklichkeit eine Art äußere, nicht unmittelbare Darreichung. Die Wirkung ist ähnlich wie bei einer Anwendung direkt auf der Haut, was bei Verletzung, kleinen Blutungen, Verbrennungen, Sonnenbrand, Entzündung, Ekzemen, Insektenstich und Frostschäden die erste Wahl sein kann.

Ungeachtet seiner Fähigkeiten als Heilwunder wird über diese Substanz so gut wie nie geredet, mit einer Ausnahme: Auf Englisch heißt dieses Element silicon, und da das Halbmetall Silizium eine sich mit der Temperatur verändernde elektrische Leitfähigkeit aufweist, wurde es zur Schicksalssubstanz der Kommunikationstechnologie. Im kalifornischen Silicon Valley hat der Einsatz von Silizium den Boom der Mikrochips und Nanochips erst ermöglicht.

Schließlich wurde im 19. Jahrhundert auf wissenschaftliche Weise belegt, dass dieses Element ein wichtiges Heilmittel ist und dass ausgewählte pflanzliche Lebensmittel uns mit geringen Mengen Silizium versorgen. Der französische Biologe, Chemiker und Pionier der Biomedizin schrieb 1878 Dr. Louis Pasteur schrieb 1878 in einem Aufsatz: „Silizium ist aufgerufen, unsere therapeutischen Ansätze zu revolutionieren."

Es dauerte weitere fast 100 Jahre, bis mit Studien der amerikanischen Ernährungswissenschaftlerin Professor Dr. Edith Muriel Carlisle an der University of California, Los Angeles, UCLA, der Nachweis erbracht wurde, dass Silizium für Menschen, Tieren und Pflanzen unverzichtbar, essenziell ist. Sie verwies vor allem auf die Rolle dieses Spurenelements bei der Produktion von Elastin und Kollagen im Bindegewebe. Zitat: „Silizium ist das Mineral des Bindegewebes." Von dort wandern die Substanzen in zahlreiche Zielorgane. Einer ihrer Hinweise betraf Vogelgefieder, das besteht zu 70 Prozent aus Silizium besteht, weil es offensichtlich für zuverlässige und dennoch elastische Strukturen benötigt wird.

Jedoch trotz der Pionierarbeit durch Louis Pasteur verweigerten lange Zeit sowohl die französische Gesundheitsbehörde AFFSAPS, als auch die Europäische Organisation für Lebensmittelsicherheit European Food Safety Organisation, EFSA, dem Spurenelement Silizium die Anerkennung als empfohlene Nahrungsergänzung. Das geschah dann am 11. Juni 2011 auf breitester Front in mehr als zwei Dutzend Zulassungen. Die EFSA veröffentlichte schließlich eine günstige wissenschaftliche Bewertung im Zusammenhang mit der Einnahme von Silizium in Bezug auf

- Schutz vor Aluminiumanhäufung im Gehirn (ID 290),
- kardiovaskuläre Gesundheit (ID 289),
- Bildung einer schützenden Schleimschicht im Magen (ID 345),
- Wirkungsabschwächung von Magensäure (ID 345),
- Förderung der Bildung von Kollagenen und Bindegeweben (ID 287, 288, 333, 334, 335, 1405, 1652, 1718, 1719, 1945),
- Versorgung und Wartung von Knochenmaterie (ID 287, 335, 1652, 1718, 1945),
- Versorgung und Wartung von Gelenken (ID 1405, 1652, 1945),
- Versorgung und Wartung von Hautelastizität (ID 288, 333) und
- Unterstützung der Bildung von Harren und Nägeln (ID 334, 1652, 1719).

Doch weiterhin war die Wirkung von gewöhnlichen Siliziumpräparaten schwer einzuschätzen. Denn der allergrößte Teil wird nach einer Aufnahme schnell wieder im Urin ausgeschieden. Das gilt auch für die gebräuchlichste Form der Siliziumaufnahme über Kieselerde oder Heilerde.

Die Einstufung als Anti-Aging-Substanz ist dennoch gerechtfertigt, wie inzwischen erwiesen ist. Sehr stark profitieren die großen Blutgefäße, die Schlagadern zur Gehirnversorgung mit Blut und die Herzkranzgefäße.

Bei Studien wurde nachgewiesen, dass verhärtete Gefäße, die ihre wichtige Elastizität verloren haben und von Arteriosklerose befallen sind, einen niedrigeren Gehalt an Silizium aufweisen als gesundes Gewebe. Das bedeutet auch weniger Elastin.

Weil dieses Element an fast sämtlichen Bioprozessen des Organismus beteiligt ist, die Verwertung von Nährstoffen unterstützt, Entzündungen hemmt, Blutgefäße elastisch hält und die Leistung der Abwehrkräfte verstärkt, wird es unter den Mineralstoffen und chemischen Elementen als so bedeutend eingestuft wie Vitamin C *(Quelle: „Heilwunder Silicium", Dr. Jürgen Weihofen, Diplom-Ökotrophologe, Dozent im Bereich Gesundheit und Ernährung)*.

Im Bindegewebe wird die Gesundheit bewahrt

Beinahe jedem sind Hinweise bekannt, dass Siliziumverbindungen die Bildung und Reifung von Haaren, Nägeln und Knochenmaterie fördern. Eine Studie an fast 3.000 Teilnehmern belegte, dass mehr Silizium die Knochendichte in der Hüfte verbessert.

Noch mehr Beachtung verdient die Rolle dieses Spurenelements für verschiedene Gewebetypen, die ziemlich unspektakulär als Bindegewebe bezeichnet werden. Viele betrachten es im besten Fall als Stützfaktor und als Füllsubstanz innerhalb und zwischen Organen und glauben, dass es hauptsächlich deren Formen aufrechterhält und irgendwie vielleicht die innen liegenden Organe vor Beschädigungen schützt.

In Wirklichkeit ist ein bioaktiv voll funktionsfähiges Bindegewebe die allererste Grundvoraussetzung unserer Gesundheit. Es stellt die wichtigste Füllsubstanz des ganzen Körpers. Einzelne Bindegewebezellen bestehen aus Flüssigkeit, aus Gerüsteiweiß und Fasern. Alle diese Bausteine enthalten Siliziumdioxid, die so genannte Kieselsäure. Haut und Schleimhäute haben eigene Baupläne. Die Strukturen des Bindegewebes ermöglichen den Austausch von Substanzen zwischen dem Blut, den Lymphflüssigkeiten und den Organen. Silizium reguliert den Aufbau und die Kräftigung des Bindegewebes. In diesen vernetzten Zwischenzellen werden Schlacken und andere Rückstände zwischengelagert, bis sie aufgelöst oder ausgeschieden werden können. Haut, Haare und Nägel werden unmittelbar aus diesen Geweben versorgt. Die Eigenschaft, Flüssigkeiten im Gewebe aufzunehmen und zu speichern, kommt auch der Materie, aus der Gelenkknorpel gebildet werden, zu Gute. Sie kann ohne eigene Blutgefäße mit Nährstoffen und anderen Substanzen nur aus der Nachbarschaft versorgt werden.

Bindegewebe besteht aus zwei Eiweißformen, Kollagen und Elastin. Ein unverzichtbarer Vitalstoff, damit sie erzeugt und erneuert werden können, ist Silizium. Es aktiviert auch ein Enzym, das offensichtlich für Erfolge in der Wundheilung innerhalb des Bindegewebes verantwortlich ist. Das stark quellende Kollageneiweiß ist die Grundsubstanz von Sehnen, Knorpeln und Knochen. Aus dem elastischen, dehnbaren und faserigen Elastin bestehen Lungengewebe, große Teil der Haut und der Gefäße. Durch das Zusammenwirken von Kollagen und Elastin unter Siliziumeinfluss werden Gewebe flexibel und reißfest, da sich ihre Eigenschaften ergänzen. Eindrucksvoll wirkt gesundes Bindegewebe in der Haut durch seine Fähigkeit, zu straffen und Wasser zu speichern.

Wer seinem Körper einige Gedanken widmet, wird erkennen, dass der Bedarf an belastbar festen und gleichzeitig elastischen Geweben sehr hoch ist. Allein die Gesamtlänge unseres Blutgefäßsystems einschließlich der haarfeinen Kapillaren erreicht an die 100.000 Kilometer.

Dabei ist sich die Medizin noch nicht einmal einig, was überhaupt den Bindegeweben zuzurechnen ist. Viele Mediziner betrachten Fettgewebe als Sonderform des Bindegewebes und sogar die roten und weißen Blutkörperchen.

Im Bindegewebe und im Lymphsystem finden auch die Konfrontationen zwischen den Immunkräften der Krankheitsabwehr mit Krankheitserregern und Schadstoffen statt. Unter ungestörten Voraussetzungen wird unter Präsenz des Spurenelements Silizium die Zahl der Abwehrzellen und der Fresszellen, der Lymphozyten und Phagozyten, aktuell den Erfordernissen angepasst. Eine Schwellung der Lymphknoten, Entzündungen der Schleimhäute und eine höhere Anfälligkeit für ansteckbare Krankheiten können auf eine angeborene Schwäche des Lymphsystems zurückzuführen sein. In Beobachtungen führte die verstärkte Zufuhr von Silizium zu besseren Abwehrleistungen.

Schleimhäute im Mund, im Magen und in den Darmabschnitten sind besonders gefährdet. Bei bestehendem Siliziummangel ist die Wahrscheinlichkeit von Entzündungen und Reizungen höher.

Bei zahlreichen Versuchen mit Tieren, denen Silizium im Futter vorenthalten wurde, haben sich Mangelerscheinungen manifestiert, die ohne ähnliche Untersuchungen unter extremen Bedingungen auch bei Beobachtungen an Menschen zu verzeichnen waren. Generell sinkt die Feuchtigkeit im Bindegewebe und damit auch die Versorgung innerer Organe, sowohl mit den gelösten Mikronährstoffen wie mit den großen Gruppen der Makronährstoffe, den Kohlenhydraten, Eiweißen und Fetten. Nicht nur die Zufuhr wird erschwert und gestört. Giftstoffe verbleiben länger im Körper, da sich ihr Abtransport aus den Geweben ebenfalls verlangsamt. Bindegewebe verliert Festigkeit. Das Zahnfleisch entzündet sich. Adern werden stärker sichtbar.

Die moderne Medizin hat inzwischen mehr als 200 Erkrankungen des

Bindegewebes identifiziert, und fast alle können mit einem Mineralstoffdefizit in Verbindung stehen. Sehr häufig ist es sogar die so genannte Arterienverkalkung mit Veränderungen der Blutgefäßstrukturen. In befallenen Adern ist der Siliziumgehalt niedriger als in gesundem Gewebe. Auch in der Vermeidung von Krampfadern und anderen Gefäßproblemen hat Silizium eine Rolle. Eine Erschlaffung der Adern und des umgebenden Bindegewebes ist unbedingt zu vermeiden.

Eine häufig auftretende Entzündungsreaktion spielt sich im Bindegewebe und im Gefäßsystem ab, wenn das Immunsystem der Krankheitsabwehr mit falscher und übertriebener Aggressivität Stoffe des eigenen Körpers als Krankheitserreger einstuft und bekämpft.

Viele dieser so genannten Autoimmunerkrankungen sind bis heute nur unzureichend verstanden. Vermutet werden zwei negative Voraussetzungen: Von den Eltern geerbte Gene, die es wahrscheinlicher machen, Opfer zu werden, und ein Auslöser aus der Umwelt, der fehlerhaft für einen lebenden Mikroorganismus gehalten wird. Da mehr Frauen als Männer betroffen werden, sehen Ärzte eine Rolle bei einzelnen Hormonen. Chemische Substanzen mit hormonellen Effekten kommen durchaus infrage.

So viel steht als Erklärung für rätselhafte Autoimmunprozesse fest: Unser Immunsystem für den Kampf gegen schädliche Krankheitserreger und andere Fremdstoffe, die sich nicht im Körper befinden sollten, greift irrtümlich auch gesundes eigenes Gewebe an. Zum Beispiel attackieren die weißen Blutkörperchen – unsere Kampfzellen – die roten, mit Sauerstoff beladenen Blutkörperchen. Das kann zu Entzündungen, zu Schäden an Gelenken, Nervenleitungen, Muskeln, Haut und anderen Bestandteilen des Bindegewebes führen. Eine ohne Infektion auftretende Wirbelkörperentzündung, die Spondylitis ankylosans, ohne Infektion geht auf solche falsche Reaktionen zurück.

Die häufigsten Arten sind die rheumatoide Arthritis und gravierende Störungen der Schilddrüsenfunktionen. Immer handelt es sich um schwere organische Erkrankungungsformen: Diabetes Typ 1, Multiple Sklerose, Reizdarm, Lupuserkrankungen, schwerer Haarausfall Alopecia Areata, Autoimmunthyreopathien wie Hashimoto-Thyreoditis und andere gravierende Belastungen der Abwehrkräfte.

Der menschliche Organismus verfügt auch über lernende Enzyme, die neue Viren, Zellen, Parasiten als Bedrohung erkennen und darüber mit Hilfe von Entzündungsvermittlern informieren. Auch dieses System ist fehlerbehaftet, was dazu führen kann, dass auf chemische Stoffe regiert wird, als wären sie lebende Krankheitserreger. Wenn daraus eine Bindegewebserkrankung entsteht, können Befehle zur Heilentzündung am gesamten Bewegungsapparat und an sämtlichen inneren Organen abgesetzt werden, um Abwehrzellen und Fresszellen zu aktivieren.

Ein Abwehrsystem, das kontinuierlich mit Mikroplastik und chemischen Schadstoffen befasst ist, unterliegt einer größeren Gefahr durch chronische Überforderung und durch fehlerhafte Regulationen. Auch psychischer Stress erhöht die Wahrscheinlichkeit von Autoimmunreaktionen. Dazu zählen ebenfalls von den Abwehrkräften gezielt eingeleitete Entzündungsprozesse, die immer nicht zur Heilung führen, sobald chemische Substanzen und nicht lebende Krankheitserreger Auslöser der Kampfmaßnahmen sind.

Entzündungen starten in Gelenken und Muskeln und greifen auf innere Organe über. In Nieren, der Lunge, im Herz und sogar im Gehirn können Auswirkungen durch Organversagen lebensbedrohend sein.

Eine Vielfalt von Symptomen spiegelt die große Zahl an Variationen von Immunerkrankungen wider: Müdigkeit, Empfindlichkeit gegen Sonnenlicht, Fieber, Hautrötung, Muskelschwäche, Entzündungsschmerzen, Gelenkschmerzen, Schluckbeschwerden, Muskelschwäche, Hautschuppung, Mundtrockenheit, Sandkorngefühl im Auge, Probleme beim Öffnen und Schließen des Mundes und andere Auffälligkeiten.

Das alles macht deutlich, wie unerlässlich wichtig gesunde Verhältnisse im Bindegewebe sind. Silizium ist der beste Partner.

Silizium dirigiert andere Elektrolyte und fördert deren Anpassung an die Aufgaben des Augenblicks. In diesem Sinne steh es nicht nur für die Produktion von elastischer Materie, sondern auch von Flexibilität im überhöhten Sinne.

Beobachtet wird eine optimale Ergänzung durch Silizium zu weiteren, für die verschiedenen Bindegewebe essenziellen Mineralstoffe und Spurenelemente. In der Literatur wird das Spurenelement als Schlepper bezeichnet. Calcium und Kalium gelten als Hauptsubstanzen bei einer Regeneration von stark beanspruchtem Gewebeiweiß. Natrium ist einer der Faktoren, die Bindegewebe durchlässig halten. Das ist die Voraussetzung für die Befreiung von Zellabfällen und Schadstoffen.

Eine Mangelversorgung mit Silizium führt zu speziellen Anzeichen. In der Vergangenheit wurde in der spärlichen Literatur über Silizium auf gravierende Auswirkungen hingewiesen. Die häufigsten Stichworte waren: Osteoporose, Wachstumsstörungen, Lungenerkrankungen – denn die Erneuerung und die Widerstandskraft von Bläschen der Lunge benötigen eine hohe

Siliziumversorgung – und Brüchigkeit von Fingernägeln.

Bei Blutuntersuchungen an den Patienten wurden Werte bis zu 50 Prozent unter normal gefunden. Vor dem Auftreten schwerer Erkrankungen können Probleme mit den Zähnen oder mit dem Zahlfleisch auf eine zu geringe Versorgung mit Silizium hinweisen. Ebenso welke, faltige, erschlaffte Haut. Haare werden stumpf, spröde, unelastisch, fallen auffallend schnell. Das Haar spaltet sich leichter und fällt aus. Fingernägel weichen auf, reißen ein, und brachen. Rillen bilden sich. Hintergrund solcher Verschlechterungen dürfte eine eingeschränkte Versorgung des Bindegewebes mit Nährstoffen und eine mangelhafte Beseitigung von Stoffwechselabfällen und Schadstoffen sein.

Auch Hautrötung, Jucken, Unreinheiten und fleckige Hautstellen treten bei Mineralstoffdefiziten auf.

In Bezug auf Signale, die von inneren Organen kommen, werden Verdauungsbeschwerden und Magenprobleme mit fehlendem Silizium in Verbindung gebracht. Schwache Gelenke und fast unerklärliche Knochenfrakturen alarmieren den medizinischen Experten für Elektrolyte ebenfalls. Sehnen, Bänder und Muskeln sind weniger belastbar. Müdigkeit und Schwäche prägen den Tagesablauf. Eine Anfälligkeit für Infektionskrankheiten ist zu beobachten.

Umgekehrt werden zahlreiche gewünschte bioaktive Prozesse auch dem Spurenelement Silizium zugeschrieben:

- Verbesserung des Stoffwechsels und der Zellerneuerung;
- generelle Stärkung der Strukturen des Bindegewebes;
- Elastizität der Blutgefäße, eine wichtige Eigenschaft für die Normalisierung des Blutdrucks;
- Verminderung der Wahrscheinlichkeit einer Osteoporoseentstehung;
- natürlicher Knochenaufbau;
- Steuerung und Schleppen anderer Mineralstoffe und Spurenelemente;
- Abtötung von Erregern ansteckender Krankheiten;
- Ausleitung von Giftstoffen einschließlich Mikroplastik;
- entzündungshemmend;
- Verbesserung der Darmfunktionen;
- Vitalstoff zur Hemmung biologischer Altersveränderungen;
- wirkt oxidativem Stress durch aggressive Sauerstoffradikale entgegen;
- Schönheitselixier der Haut;
- Schadstoffmagnet.

Silizium, ein Gesundheitselixier

Nach der Verteilung auf den Körper konzentrieren sich Siliziummoleküle im Lungengewebe, in den Lymph-knoten, im Blut, in den Wänden der Blutgefäße und in den restlichen Bindegeweben mit Sehnen und Bändern und mit einer hohen Bedeutung nicht nur direkt für die Knochen.

Silizium und die Knochenmineraldichte:

Nährstoffe bestimmen mit Hormonen die Knochengesundheit und fungieren als Transportmittel und Austauschstoffe. Silizium lenkt im ganzen Körper Calcium in gewünschte Bereiche, zum Beispiel nicht hinein in Gefäßwände, jedoch in die Knochen, und ermöglicht erst Festigkeit. Die miteinander vernetzten Elastineiweiße, die ebenfalls Ergebnis der Siliziumaktivitäten sind, erzeugen Biegsamkeit und Spannkraft der Knochenstrukturen. Diese Elastizität ist Voraussetzung dafür, dass das Knochenskelett sehr großen Belastungen ausgesetzt werden darf. Fehlende Mineralstoffe und Spurenelemente erhöhen die Bruchgefahr.

Eine regelmäßig höhere Zufuhr des Spurenelements verbesserte die Knochenmineraldichte der Hüfte und der Wirbelsäule bei Männern in jedem Alter und bei Frauen vor der Menopause. Danach hat auch der Östrogenstatus einen Einfluss.

Der positive Zusammenhang zwischen mehr Silizium und besserer Knochengesundheit ist vor allem für ältere Menschen wichtig, da sie mit größerer Wahrscheinlichkeit an Osteoporose erkranken, die mit einer Abnahme der Knochenmasse und erhöhter Brüchigkeit verbunden ist.

Knochenschwund rangiert nach der Definition der Weltgesundheitsorganisation World Health Organisation, WHO, unter den zehn dramatischsten Volkskrankheiten. Vier von zehn Frauen erleben eine Knochenfraktur auf Grund dieser Erkrankung. Studien belegen eine deutliche bessere Struktur im weiblichen Oberschenkelknochen durch lösliches Siliziumsalze. In Tierversuchen an Ratten und Küken traten unter Siliziummangel Skelettveränderungen, dünne Beine und anfälliger Zahnschmelz auf.

So sind mit Silizium drei fundamental wichtige Eigenschaften des Knochenbaus verbunden: Gesundheit, Festigkeit und die Fähigkeit, eine erzwungene Formveränderung nach Auflösung des Zwangs rückgängig zu machen.

Silizium und die Blutgefäße:

Blut fließt in unterschiedlichen muskulös-elastischen Röhren und Röhrchen. Blutdruck ist das Ergebnis der Kraft für die Herzauswurfleistung, damit Blut den gesamten Kreislauf erreicht.

Auch in den Wänden der Schlagadern, die das Blut vom Herzen zu Organen oder Geweben führen, ist Elastizität – ein Resultat von Siliziumwirkung - Voraussetzung dafür, diese Leistung zu erleichtern. Gesunde Arterien besitzen in ihren Wänden eine hohe Dichte an sehr elastischen Fasern. Das ermöglicht ihnen eine Funktion, mit der sie dem Herzen einen Teil der im Kreislauf notwendigen Pumpleistung abnehmen. Das geschieht im Rhythmus des Herzschlags. Nach jeder Anspannung im Herzen mit folgender Ausströmungsphase dehnt sich der unmittelbar vom Blutschwall erreichte Gefäßabschnitt etwas, und dieses vergrößerte Volumen speichert vorübergehend einen Teil der Flüssigkeit. Durch das Bestreben dieser großen Gefäße, sofort wieder zum normalen Durchschnitt zurückzukehren, wird der Blutschub in einen kontinuierlich fließenden Blutstrom umgewandelt. Mediziner sprechen von einem Windkesseleffekt.

In der Philosophie der präventiven Anti-Aging-Medizin ist schon das Alter für sich einer der größten Risikofaktoren. Das könnte auch in die Blutdruckmisere hineinspielen. Durch Faktoren der Ernährung und anderer Elemente des Lebensstils unterliegen im Laufe der Jahre die Gewebe der Arterienwände einem permanenten Umbau, der nicht zum Besseren führt. Bewegliche Fasern werden nämlich nach und nach durch leimartige, gleichzeitig härtere, quellende Eiweißkörper ersetzt, die wir sonst in Sehnen, Knorpeln und Knochen antreffen – Kollagene. Sie rauben den Gefäßen zunehmend die Elastizität. Medizinischer Begriff dafür: Elastizitätswiderstand.

Die dadurch entfallende Unterstützungsleistung, der Windkesseleffekt, durch mitdenkende Gefäße muss das Herz durch eine verstärkte Auswurfkraft ausgleichen. Das geschieht durch höheren Pumpdruck.

Das insgesamt vorhandene Blut könnte gleichzeitig nur etwa die Hälfte des Gesamtvolumens aller Gefäße füllen. Das Verengen eines Gefäßes an einer Stelle wird ausbalanciert durch die Erweiterung eines Gefäßes an anderer Stelle.

Die Kontrolle aller Prozesse in den Blutgefäßen zählt zu den intelligentesten Leistungen im Organismus. Menschen mit dauerhaft erhöhtem Blutdruck sind stark gefährdet und erleiden häufiger und früher einen Schlaganfall, einen Herzinfarkt oder ein anderes Herzproblem, beziehungsweise den Funktionsverlust ihrer Nieren.

In den menschlichen Blutgefäßen kann Silizium die Wände elastisch halten und einen normalen Blutfluss begünstigen, der für die Versorgung des Körpers mit ausreichend Sauerstoff und Nährstoffen benötigt wird.

Silizium und das Immunsystem:

Eine lebenswichtige Aufgabe ist es, den Körper für bestimmte Krankheitserreger unempfänglich zu machen. Fast die Hälfte der weißen Blutkörperchen sind Lymphozyten und Phagozyten und darauf spezialisiert, Fremdstoffe zu erkennen und durch Prozesse zu entfernen. Das geschieht zur Unterstützung der Verdauung im Darmtrakt und ist noch essenzieller als Maßnahme der Krankheitsabwehr. B-Zellen, T-Zellen und natürliche Killerzellen werden in verschiedenen Organen des Körpers adaptiert, das heißt, sie müssen lernen, welche Substanzen zum Organismus passen und welche als Gefahrenquelle anzusehen sind.

Im Idealfall setzen sie Botenstoffe frei, die weitere Abwehrzellen und auch normale Zellen informieren und für die Beseitigung gewinnen. Außerdem erzeugen sie selbst eigene Ableger, Antikörper, mit denen gefährliche Körpermarkiert werden.

Silizium ist als unermüdlicher Austauscher und Aktivator von Substanzen eine wichtige Kraft in allen komplexen Leistungen unseres Immunsystems, vor allem im Identifizieren und Beseitigen von Bakterien, Viren und Pilzen.

Nur so gelingt auch die Befreiung des Organismus von Mikroplastik und hormonell-giftigen Weichmachern und anderen Chemikalien.

Die Lebensdauer der Abwehrzellen kann von wenigen Stunden bis mehrere Wochen gehen und sich sogar über Jahre erstrecken, was für so genannte Gedächtniszellen der Krankheitsabwehr im Gehirn gilt. Durch Zellteilung kommt es in jeder Sekunde zu Erneuerung. Das heißt, dass eine kontinuierlich hohe Bioverfügbarkeit Mitvoraussetzung für ein wachsames Immunsystem ist.

Ziel ist das seltenere Auftreten und das raschere Überwinden von Ansteckungskrankheiten.

In der wissenschaftlichen Literatur werden in diesem Zusammenhang durch Krankheit oder Alter bedingte Veränderungen aufgeführt, die sich unter einer erhöhten Siliziumversorgung verbessern können: Herz-Kreislaufbeschwerden, Cellulite, Folgen von schlechter Versorgung mit, beziehungsweise Verarbeitung von Mikronährstoffen, Abnahme der Knochenmineraliendichte und generelle Schwächung des Immunsystems.

Silizium
und die Haare:

Während dieses Spurenelement im Verborgenen zu immens wichtigen Gesundheitsleistungen fähig ist, ist auch sein Beitrag zum äußeren Erscheinungsbild und zur positiven Selbstwahrnehmung wissenschaftlich erforscht. Im Vergleich zu Versuchen mit Placebopillen verbesserte Silizium aus der Nahrung im Verlauf von fünf, beziehungsweise neun Monaten die Haarqualität in allen maßgeblichen Bereichen – Fülle, Elastizität, Stärke, Gewicht, Glanz. Brüchigkeit und Sprödigkeit nahmen ab. Die Verbesserung wurde in den Bindegeweben erzielt, aus denen die Haare ernährt werden.

Bereits großmolekülige Kieselerde kann die Haarqualität umfassend steigern. An einem wissenschaftlich geleiteten Test nahmen 83 Frauen und Männer mit brüchigem, sprödem, splitterndem Haar teil. Nach zwölf Monaten Nahrungsergänzung – wofür allerdings nicht mikronisiertes Silizium verwendet wurde - hatte sich die durchschnittliche Haardicke von 0,0602 auf 0,0701 Millimeter verstärkt.

Silizium
und die Haut:

Die Produktion von Kollagenen und Elastin kommt unmittelbar auch der Hautgesundheit zu Gute. Unter Silizium verbessern sich die Eigenschaften der Hautoberflächen, optisch wie physikalisch.

Silizium
und die Nägel:

Parallel zur Verbesserung der Haarstruktur wurden in einer Neun-Monate-Untersuchung Kriterien der Fingernägel verbessert. Ergebnis: weniger brüchig, weniger spröde.

Die Aufnahme von Silizium aus der täglichen Nahrung wird auch vom biologischen Alter mitbestimmt. Bereits im frühen Erwachsenenalter werden abfallende Siliziumspiegel im Blut ermittelt, was entweder auf ein Fehlen dieses Spurenelements auf dem Teller hinweist oder Ausdruck einer nachlassenden Absorption im Magen-Darmtrakt ist.

Mit einer schleichenden Abnahme gehen etwa ab dem 40. Lebensjahr sichtbare Veränderungen der Haut einher. Um diese Phase herum sind auch degenerative Veränderungen am Knochenbau und der Wände großer Blutgefäße messbar.

Das Bindegewebe hat die allererste Aufgabe, jede einzelne Körperzelle mit Nährstoffen zu versorgen und Gifte abzutransportieren. Seine Baustoffe sind Kollagene und Elastine. Beide sind faserige Bündel mit der Fähigkeit, Eiweiße mit speziellen Eigenschaften zu produzieren. Kollagene sind die Hauptbestandteile der Haut, der Knochen, Sehnen und Bänder. Elastin lässt sich ohne besonderen Kraftaufwand um das bis zu Eineinhalbfache ausdehnen und nimmt durch eine hervorragende Rückstellkraft nach dem Abschluss der Zugbelastung die Ruhedimension wieder an. Diese Fähigkeiten verleihen der Lunge, den Blutgefäßen, der Haut, Sehnen und Bänder die fantastische und unerlässlich notwendige charakteristische Elastizität.

Bei einem Mangel an Silizium im Bindegewebe schwächelt die Produktion dieser bedeutenden Eiweißgruppen. Vermutet wird, dass darunter unmittelbar auch die Versorgung der Körperzellen mit Nährstoffen leidet. Gleichzeitig verbleiben mehr Giftstoffe in den Geweben. Diese Verhältnisse ermöglichen die Entstehung von Folgeerkrankungen.

Prävention und Heilbehandlung

Diese Informationen sind nicht geeignet, bei Vorliegen einer behandlungsbedürftigen Erkrankung den Kontakt zu einer Ärztin oder zu einem Arzt zu ersetzen oder zu vernachlässigen.

Abwehrschwäche:

Siliziummoleküle erhöhen die Aktivität von Lymphozyten und Phagozyten, den Killerzellen des Immunsystems. Entscheidend ist eine hohe Bioverfügbarkeit des Spurenelements. Empfehlung: Mikronisierte High Tech-Kieselsäure in ein bis vier Silimagna Kapseln (Neosino GmbH) täglich.

Akne, Hautunreinheit:

Die Einnahme von Silizium-Gel verbessert das Darm-Mikrobiom und reduziert Giftstoffe im Magen-Darmtrakt. Äußerlich Silizium-Gel auf auffällige Hautstellen auftragen und kurze Zeit einwirken lassen. Ziele sind Abschwellung, Desinfektion und Zellerneuerung.

Arthritis, Gicht, Rheumatoide Arthritis, Arthrose, Gelenkprobleme:

Silizium stimuliert und verstärkt die Aktivitäten des Immunsystems. Ein Defizit beschleunigt die Abbauprozesse an Gelenken, Gelenksbestandteilen und Knochen. Empfehlung: Mikronisierte High Tech-Kieselsäure in ein bis vier Silimagna Kapseln (Neosino GmbH) täglich. Äußerlich Silizium-Gel auftragen.

Allergie, Neurodermitis:

Silizium aktiviert die Basis der Immunabwehr, die Bindegewebe. Schleimhäute, speziell im Darm, werden widerstandsfähiger. Die Zusammensetzung des Darm-Mikrobioms wird verbessert. Empfehlung: Mikronisierte High Tech-Kieselsäure in ein bis vier Silimagna Kapseln (Neosino GmbH) täglich. Auf gereizte, entzündete Hautstellen Silizium-Gel auftragen.

Bronchialprobleme, Lungenprobleme:

Das Grundgerüst der Lungengewebe wird von elastischen Fasern gebildet. Die Zufuhr von Silizium hält die Bindegewebestrukturen geschmeidig. Empfehlung: Mikronisierte High Tech-Kieselsäure in ein bis vier Silimagna Kapseln (Neosino GmbH) täglich. Bei akutem Bronchialkatarrh alternativ täglich drei Esslöffel Silizium-Gel einnehmen.

Arteriosklerose:

Diese lebensgefährliche Erkrankung kann viele Ursachen haben. Eine der Folgen ist das Erstarren der Gefäßwände, was den Blutdruck erhöht und die Situation verschlechtern kann. Silizium kann Blutgefäße elastisch halten. Empfehlung: Mikronisierte High Tech-Kieselsäure in ein bis vier Silimagna Kapseln (Neosino GmbH) täglich. In Patientenbeobachtungen wurde eine Verbesserung der Durchblutung erzielt.

Cellulite:

Das weibliche Bindegewebe ermöglicht eine stärkere Dehnbarkeit. Auch Einlagerungen von Schadstoffen und hormonell-giftig wirkenden Substanzen erhöhen die Wahrscheinlichkeit einer Bindegewebsschwäche der Oberhautstrukturen. Empfehlung: Mikronisierte High Tech-Kieselsäure in ein bis vier Silimagna Kapseln (Neosino GmbH) täglich. Äußerlich Silizium-Gel auftragen.

Entzündungsprozesse:

Silizium fördert die Aktivierung von Lymphozyten und Phagozyten, den Killerzellen gegen Krankheitserreger. Das fördert äußerlich wie innerlich Heilprozesse. Abbauprodukte werden ausgeleitet.

Hautverletzung, Insektenstich:

Silizium-Gel befreit von Krankheitserregern und fördert die Wundheilung und Gewebeneubildung.

Erkältung:

Silizium wirkt keimtötend und lässt Schleimhäute abschwellen. Empfehlung: Ein Teelöffel Silizium-Gel in lauwarmem Wasser auflösen, gurgeln, spülen inklusive Nasenspülung.

Krampfadern:

Die Einnahme von Silizium wirkt dem Erschlaffen der Venen für den Ruckfluss des Blutstroms entgegen. Empfehlung: Mikronisierte High Tech-Kieselsäure in ein bis vier Silimagna Kapseln (Neosino GmbH) täglich. Äußerlich Silizium-Gel auftragen.

Magenprobleme, Übersäuerung, Sodbrennen:

Stündlich einen Esslöffel Silizium-Gel einnehmen. Krankheitserreger werden neutralisiert, die Magensäure wird entschärft.

Sehnenscheidenentzündung durch Überbeanspruchung, Verletzung oder Infektion:

Äußerlich und innerlich durch Einnahme von drei Esslöffel täglich mit Silizium-Gel behandeln.

Osteoporose:

Mit dem Schwund von Substanz verlieren Knochen auch ihre Elastizität. Das erhöht dramatisch die Gefahr von unerwarteten, oft unerklärlichen Frakturen. Empfehlung: Mikronisierte High Tech-Kieselsäure in ein bis vier Silimagna Kapseln (Neosino GmbH) täglich.

Sonnenbrand:

Silizium-Gel hemmt Entzündungen und fördert die Wundheilung.

Verdauungsprobleme, Darmentzündung, Durchfall, Blähung, Verstopfung:

Siliziummoleküle binden Giftstoffe, Fäulnisbakterien, Schlacken, Gase und Geruchsstoffe. Sie fördern die Heilung von entzündeten Schleimhäuten.

Zahnfleischentzündung, Zahnfleischschwund:

Drei Mal täglich Mundspülung mit in lauwarmem Wasser gelösten Silizium-Gel.

Auch Magnesium und Calcium neu bewerten

Das Anti-Krampf-Mittel Magnesium und der Knochen-Verstärker Calcium sind ebenfalls reif für eine Aufwertung. Wie Silizium stehen sie in Wahrheit für eine ganze Reihe von essenziellen Beiträgen zum Funktionieren des Körpers, und wie bei Silizium ist das fast keinem wirklich bewusst.

Die am häufigsten genannte Gesundwirkung des Leichtmetalls und chemischen Elements Magnesium hat mit Muskelkrämpfen und mit Osteoporose zu tun. Dem muss ein neues Kapitel hinzugefügt werden. Magnesium ist der Hauptstoff des Blattgrüns und eine der reaktionsaktivsten Substanzen in der Erdkruste überhaupt. In der Natur verbindet es sich augenblicklich mit Chlor, mit Schwefel zu Salzen und Steinformationen wie dem Dolomit. Durch diesen Drang hat Magnesium ebenfalls im menschlichen Körper aktuell eine große Rolle in der Ausleitung von Mikroplastik und schädlichen chemisch wirkenden Fremdstoffen.

Nur die Hälfte eines normalen Magnesiumspiegels hat mit den Knochen zu tun. Alle übrigen Moleküle sind in einigen hundert biochemischen Prozessen in den Geweben aller anderen Organe eingebunden. Magnesium ist vital für den Erzeugung des Herzschlags und die Bewegungen des Herzmuskels und wird zur Behandlung von unregelmäßiger Herzaktivität pharmazeutisch eingesetzt. Unsere Magnesiummoleküle sind vielbeschäftigt, so dass nur etwa ein Prozent von ihnen sich im Blut aufhält.

Weitere nachgewiesene Gesundwirkungen unterstützen den Stoffwechsel in den Körperzellen. Magnesium senkt das Diabetesrisiko, und die Zufuhr kann so schmackhaft sein wie ein Salat von Spinatblättern mit einer Scheibe Vollkornbrot und Mandeln.

Zahlreiche Studien verbinden eine zu niedrige Magnesiumaufnahme mit der höheren Wahrscheinlichkeit einer Zuckerkrankheit. Im Januar 2004 belegten zwei in der Fachzeitschrift „Diabetes Care" veröffentlichte große Untersuchungen umgekehrt einen Schutzeffekt durch diesen Mineralstoff, sogar für Menschen mit schwerem Übergewicht.

In der einen Studie wurden rund 85.000 Frauen und 42.000 Männer erfasst und in der kleineren knapp 40.000 Frauen älter als 45. Innerhalb des bewerteten Zeitraums von 18, beziehungsweise zwölf Jahren traten rund 5.400 neue Fälle von Diabetes auf. Typische Risikofaktoren wie Alter, Gewicht, körperliche Fitness und Rauchen wurden als Faktoren herausgerechnet ... und übrig blieb ein Magnesiumeffekt: Teilnehmerinnen und Teilnehmer mit dem meisten Magnesium hatten das geringste Risiko und umgekehrt.

Forscher schätzten damals für die amerikanische Bevölkerung, dass etwa die Hälfte mit 300 bis 400 Milligramm Magnesium pro Tag aus der Nahrung gut versorgt wird, aber einzelne Studienteilnehmer kamen nur auf 79 oder 102 Milligramm. Die beteiligten Wissenschaftler von der Harvard School of Public Health empfahlen magnesiumreiche Nahrung allen Bevölkerungsgruppen, unabhängig davon, ob sie dick sind, sich wenig körperlicher anstrengen oder zu hohen Blutdruck haben.

Gute Quellen sind: Vollkorngetreide von Weizen bis Hafer, Erdnüsse, Cashewnüsse und Mandeln, außerdem Tomaten, Bohnen, Artischocke, Kürbiskerne, Tofu sowie die grünen Blätter von Spinat, Mangold, Bärlauch, Brennnesseln und Löwenzahn, gegart oder gebrüht.

Tierische Quellen sind: Lachs, Schweineleber, Geflügelfleisch, Eier, Milch und Milchprodukte.

Der Mineralstoff Magnesium beruhigt die Nerven und steuert Aktivitäten der Verdauung und andere Stoffwechselprozesse. Er reguliert den Einsatz des Bauchspeicheldrüsenhormons Insulin. Das hat günstige Effekte auf den Blutdruck. Ein hoher Blutdruck und ein Magnesiumdefizit gehen häufig Hand in Hand. Ganz wichtige Erkenntnisse lieferte die Wissenschaft erst in jüngster Zeit. 2018 belegte ein in „Nutrients" veröffentlichtes Ergebnis, dass Magnesium eine Insulinresistenz herabsetzt und bei Menschen mit Diabetes den Blutzuckerspiegel senkt.

Magnesium unterstützt Silizium bei der Produktion von Kollagenen und Elastin.

Magnesiummangel tarnt sich: Symptome sind Nackenschmerzen, Rückenschmerzen, Angstgefühle, Müdigkeit, Migräneattacken, Muskelschwäche, Krämpfe, Appetitlosigkeit, Übelkeit, Schlafprobleme, Herzrhythmusstörungen und Durchfall. Auch Depression und Menopausebeschwerden werden mit einem Magnesiummangel in Verbindung gebracht.

Ein Organismus unter Dauerstress beschleunigt und verstärkt seinen Magnesiumverbrauch. Das gilt auch für Prozesse der Entgiftung und anderer Formen verstärkter Krankheitsabwehr.

Dass das chemische Element und Metall Calcium Übergewicht reduzieren und vielleicht sogar eine Rolle im Schutz vor Darmkrebs haben kann, ist den meisten nicht bekannt. Knochen und Zähne, das sind die Begriffe, die am häufigsten mit Calcium in Verbindung gebracht werden.

Calcium macht etwa zwei Prozent des Körpergewichts aus. Berichte belegen eine Zunahme des Trends zur Unterversorgung. Ältere Menschen brauchen mehr zur Stabilisierung der porös werdenden Knochen. Wenn Calcium fehlt, dann auch im Blutkreislauf, mit unterschiedlichen negativen Folgen.

Weit verbreitet ist die Annahme, dass Milch und Milchprodukte zu den besten Lieferanten von Calcium fehlen. Jedoch Broccoli, Samen und Kerne, Lachs, Sardinen, Spinat, Frühstückszerealien, Sojaprodukte, dunkle Bohnen, Reis und Mandeln füllen Calciumspeicher womöglich rascher. Unter den Milchprodukten ist Ricotta ein zuverlässiger Lieferant.

Magnesium und Calcium sind zwei Vitalstoffe, die als Baustein gebraucht werden und außerdem in lebenswichtigen Prozessen unverzichtbare Rollen haben. Das stellt ein gewisses latentes Risiko dar, denn der menschliche Körper kann sie nicht selbst herstellen.

Selbst Menschen mit hohem Bewusstsein der Bedingungen, die stabile Gesundheit braucht, haben die Bedeutung solcher Stoffe zur Unterstützung des Organismus aus dem Blickpunkt verloren.

In Phasen verstärkter Abwehr und Eliminierung von Schadstoffen und anderen körperfremden Stoffen erhöht sich die Wahrscheinlichkeit, dass auch daran beteiligte Mineralstoffe und Spurenelemente in höherer Dosierung ausgeschieden werden.

Es empfiehlt sich, rechtzeitig gegenzusteuern, um Störungen der Aktivitäten von körpereigenen Substanzen mit der hohen Fähigkeit, elektrischen Strom zu leiten, vermieden werden.

Das Lutschen von Kieselsteinen und das lange Leben im Hunzatal

Mineralstoffe und Spurenelemente sind Bausteine des Lebens. Es ist ein Beleg für die Genialität der Evolution, dass sie zahlreiche ungewöhnliche Zwischenbeziehungen von Lebewesen und Nährstoffen ermöglichte. Ein Beispiel liefert Silizium.

Über Mikroorganismen als Zwischenwirte findet dieses Element seinen Weg aus der steinigen in die grüne Natur, also in die Pflanzenwelt.

Die ursprüngliche Art ihres Vorkommens in der Natur ist jedoch nicht geeignet, vom menschlichen Organismus adsorbiert und in den Blutkreislauf geleitet zu werden. Dieselben Schutzbarrieren, die in der Lunge und im Verdauungstrakt das Einströmen von Krankheitserregern und Schadstoffen in den Organismus verhindern oder sollten, müssen auch von Molekülen der Mineralstoffe und Spurenelemente passiert werden, damit sie in die Blutbahn überwechseln können.

Dafür müssen sie jedoch Eigenschaften aufweisen, auf Grund derer sie wie andere Nährstoffe eingestuft werden.

Großmolekulare Strukturen können deshalb die Schleimhäute und Darmwände nicht überwinden.

Was das speziell für das Spurenelement Silizium bedeutet, beschreibt der Bonner Diplom-Ökotrophologe, Heilpraktiker und Doktor der Ernährungswissenschaften Dr.oec. troph. Jürgen Weihofen so: „Wichtig ist allerdings, eine Darreichungsform zu wählen, die dem Körper das Silicium so zuführt, dass es auch optimal aufgenommen werden kann. Ganz deutlich ausgedrückt: Es nutzt absolut nichts, einen Kieselstein zu lutschen!" *(Quelle: „Heilwunder Silicium", 2003)*.

Es war eine Formulierung wenige Jahre bevor mikronisiertes Silizium zur Verfügung stand. Angaben zufolge kann eine einzige Kapsel für präventive oder therapeutische Anwendungen den Mineralgehalt von in hohem Maße bioaktiv verfügbarem Silizium aus etwa eineinhalb Kilogramm Kieselerde enthalten.

Der neuartige Verfahrensweg zur Herstellung von High Tech-Kieselerde orientiert sich an Vorgängen in der hochalpinen Bergwelt, wo Gletschereis an siliziumhaltigem Felsgestein reibt und Mineralsubstanzen in winzigster

Dimension hervorruft. Sie sammeln sich in Gletscherwasser und Grundwasser.

In zahlreichen medizinischen Universitäten und Behandlungszentren testen Ärztinnen und Ärzte auf der Suche nach ergänzenden Optionen die Möglichkeit einer wesentlich verbesserten Versorgung mit der Ursubstanz Silizium auch in Bezug auf die großen Volkskrankheiten. Auswirkungen von Siliziummangel werden im Zusammenhang mit Lungenerkrankung, Neurodermitis, Magenerkrankung, Entzündungsprozessen und einer Reihe weiterer nicht-ansteckbarer Erkrankungen gesehen. Wenn das Haar unter Siliziummangel leidet, degeneriert zum Beispiel die Netzhaut der Augen rascher.

In diesem Zusammenhang werden auf der Basis neu gewonnener Erkenntnisse Versäumnisse ausgeglichen. So fehlen in der wissenschaftlichen Literatur Angaben über die notwendige tägliche Aufnahme von Silizium für eine gesunde Knochenbildung und Knochendichte.

In einer Ärztestudie ist auch von Krebs die Rede. Zitat: „In vereinzelten Fällen konnten wir bei Krebspatienten isolierte, ausgeprägt niedrige Siliziumwerte im Haar beobachten. Es gibt wenige Berichte, wonach Silizium bei der unterstützenden Behandlung gewisser Krebsarten von Nutzen sein könnte." Verwiesen wird auf den Wirkmechanismus des Spurenelements Silizium im Flüssigkeitshaushalt von Geweben generell und in Zellmembranen.

Die wissenschaftliche Beschreibung von therapeutischen Siliziumeffekten in jüngster Zeit orientiert sich ebenfalls an den Arbeiten der Pionierin auf dem Gebiet der Erforschung lebenswichtiger Wirkungen des Spurenelements Silizium, der amerikanischen Ernährungswissenschaftlerin Professor Dr. Edith Muriel Carlisle seit 1969. Damit ein Mineralstoff oder ein Spurenelement als essenziell, lebensnotwendig eingestuft werden kann, muss die Substanz drei Bedingungen erfüllen. Sie muss in jedem Augenblick im menschlichen Organismus bioaktiv vorhanden sein. Sie muss am Stoffwechsel beteiligt sein, also bei der Verwertung der zugeführten Makronährstoffe und Mikronährstoffe. Und einerseits muss ein Mangel dieser Substanz in der Nahrung immer biologische Funktionen reduzieren, während andrerseits wirksame Mengen dieses Mineralstoffes oder Spurenelements die gleichen negativen Folgen verhüten oder umkehren.

Ganz allgemein kommt es im Alter zu einer Abnahme des Körpersiliziumgehalts.

Ist diese Entwicklung unentrinnbar oder eine Folge von zu geringer Versorgung mit der Nahrung, und kann gegengesteuert werden?

Bei Vitamin B12, beispielsweise, ist bei Magen-Darm-Problemen eine verschlechterte Aufnahme nachgewiesen.

Der Wissensstand wird kontinuierlich besser.

In der westlichen Welt brechen mehr Oberschenkelhalsknochen als in Indien und in Ostasien, wo Menschen ein noch höheres Lebensalter erreichen. Lange Zeit wurde vermutet, dass neben anderen Faktoren auch der Nikotinkonsum und das schwere Gewicht, beziehungsweise bei Diätprogrammen das in der Nahrung reduzierte Eiweiß sich negativ auf die Knochengesundheit auswirken. Positiver Faktor war eine stark pflanzliche Ernährung mit reichlich Ballaststoffen.

In einer Untergruppe der amerikanischen Framingham-Herzstudie wurde schließlich bei 2.847 Teilnehmerinnen und Teilnehmern zwischen 30 und 87 Jahren die Knochenmineraldichte mit der aus Nahrungsangaben errechneten täglichen Siliziumaufnahme verglichen. Es zeigte sich: Je mehr Silizium den Körper erreichte, umso besser war der Zustand der Knochen. Gewicht oder Nikotin spielten keine maßgebliche Rolle.

Welchen Einfluss die Abnahme weiblicher Geschlechtshormone auf den Knochenabbau und den Knochenaufbau in einem weiblichen Organismus hat, wurde in der Vergangenheit im Wesentlichen nur an Tierversuchen mit Ratten erforscht. Einzig Frankreich zeigte in einer Versuchsreihe mit 58 Frauen nach der Menopause auf, dass durch die wissenschaftlich kontrollierte erhöhte Zufuhr von Silizium die Knochendichte bei Messungen 14 und 22 Monaten signifikant zugenommen hatte. Zitat dazu: „Bei der großen sozioökonomischen Relevanz der Schenkelhalsfraktur in der westlichen Welt wird diesbezüglich der Ernährung … daher auch eine Substitution mit einem leicht resorbierbaren Silizium-Präparat vorgeschlagen." *(Quelle: „Bayer-Studie über Mikronisiertes Silizium, therapiebegleitend im Einsatz bei Bluthochdruck, Inkontinenz, Diabetes, Sichelzellanämie, Zellteilungsraten, Wundheilung, Osteoporose". Dr. med. W. P. Bayerl).*

Weichmacher schädigen Zellwände. Auch dieser Schadensfall wurde in der Universität gezielt herbeigeführt. Im Zentrum für Medizinische Grundlagenforschung an der Medizinischen Universität Graz wurden Körperzellen und rote und weiße Blutkörperchen mit Molekülen von Styropor konfrontiert und dadurch beschädigt, und im Anschluss wurde ermittelt, ob die Zufuhr von mikronisiertem Silizium wieder für gesunde Verhältnisse sorgt. Untersucht wurden Körperzellen sowie rote Blutkörperchen, die Sauerstoff aus der Lunge in die Gewebe tragen, und weiße Blutkörperchen der Krankheitsabwehr.

Zellen besitzen bestimmte Enzyme, chemisch wirkende Substanzen. Ihre Gesamtaktivität wird ermittelt. Ein Abfall dieser Leistung lässt auf eine Zellbeschädigung schließen. Für diverse Untersuchungen wurden Zellen mit Mikropartikel belastet. Die Aktivität der Enzyme stürzte ab, von einem Indexwert 110 auf unter 10. Bei einer Zufuhr von mikronisiertem Silizium blieb der Wert bei 100.

Durch Mikroplastikbelastung werden auch die Wände roter Blutkörperchen beschädigt, und der rote Blutfarbstoff tritt aus. Ein Anstieg der Färbung lässt auf eine Schädigung schließen. Ein Test ermittelte einen Schadensindex von 30. Die Gabe von High Tech-Kieselerde in flüssiger Form (Trinkampulle Neosino GmbH) drückte den Umfang der Schäden auf den Indexwert Null. Insgesamt wurde die Zahl der roten Blutkörperchen je Milliliter Blut ebenfalls gesteigert. Diese Kennzahl gibt Aufschluss darüber, wie gut der Körper mit Sauerstoff versorgt wird. Die Form der roten Blutkörperchen wurde schlanker, was außerdem den Fluss des Blutes erleichterte.

Weiße Blutkörperchen gehören zur Abwehr durch das Immunsystem. Sie vermehren und aktivieren sich durch einen fremden Reiz, um diesen besser bekämpfen zu können. Durch Silizium erfolgte diese Stimulierung *(Quelle: Workshop Neosino GmbH, 29. Mai 2010. Professorin Dr. Eleonore Fröhlich, Zentrum für Medizinische Grundlagenforschung, Medizinische Universität Graz)*.

Im Oktober 2018 bezeichneten Medien mit großer Resonanz wie die deutsche „Bild"-Zeitung, der „stern", die ARD und die österreichische „Kronen-Zeitung" sowie die Deutsche Gesellschaft für Zahn-, Mund- und Kieferheilkunde einhellig als neue Volkskrankheit, dass Weichmacher aus Plastik und Mikroplastik bei Kindern bröckelnde Zähn erzeugen. Die Zähne werden rau, zerfurcht, fleckig. Zahnschmelz besitzt nur noch ein Zehntel der ursprünglichen Härte. Auf Grund von Schmerzen verweigern Kindern das Zähneputzen. Am Ende müssen Zahnruinen gezogen werden.

In einem Tierversuch haben Weichmacher der Gruppe Bisphenol A vergleichbare Zahnschäden hervorgerufen. Weitere schädliche Stoffe könnten das Umweltgift Dioxin und Antibiotika sein.

Mediziner nennen die Erkrankung Molare-Inzisive-Hypomineralisation, eine Extremform von Mineralstoffmangel, und raten zu Fluorid.

Zur gleichen Zeit konnte in einem Wiener Zentrum für Zahnmedizin mit Nanomineralien, Neosino Dent, durch eine Überdeckung und Abschirmung ein natürlicher Schutz des Zahnschmelzes erzielen. Hauptsubstanz war Silizium.

Zahnschmelz ist das härteste Gewebe im menschlichen Körper, härter als Stahl, solange biologische Grundvoraussetzungen gegeben sind. Doch die Bestandteile Mineralstoffe, Spurenelemente, Eiweiße und Fette können durch Säuren aufgelöst werden. Derartige Säuren entstehen durch Bakterien im Speichel, wenn Zucker verzehrt wird oder chemische Substanzen mit hohem Glucoseanteil den Mundraum erreichen. Normalerweise dauert es sehr lange, bis sich die betreffende Ameisensäure und Essigsäure bildet. Doch bei extrem hoher Fremdbelastung wird die Säureproduktion um das bis zu Tausendfache gesteigert, und auch Milchsäure entsteht, die hoch kariesfördernd ist.

Das auf den Zahnschmelz aufgetragene mikronisierte Silizium aus Spezialmahlung kann mit einem Gramm bis zu 200 Quadratmeter Zahnoberfläche und Mundraum bedecke und verhindert als Nebeneffekt die Anhaftung von Bakterien, die Plaques aus Speiseresten, Speichelbestandteilen und Stoffwechselschlacken der Bakterien bilden können.

Im Institut für Sporternährung e.V. in Bad Nauheim wurde mit zwölf trainierten Freizeitsportlern am Fahrradergometer nachgewiesen, dass ultrafeines Silizium in Toniclösung gemeinsam mit Magnesium und Calcium die Leistungsfähigkeit erhöht, die Befindlichkeitsparameter verbessert, die Ausdauerfähigkeit verlängert und frühe Ermüdung selbst unter Totalbelastung verhindert.

Einer der gemessen Werte für die Fähigkeiten des flüssigen Mineralstoffkomplexes war der Laktatwert für Milchsäure in den Muskeln. Bei Belastung und beschleunigter Herztätigkeit würde ein rasch ansteigender Milchsäurespiegel auf eine biologische Ermüdung hinweisen.

Sechs der freiwilligen Testpersonen zwischen 20 und 30 Jahren mit einem Body Mass-Index von 21,6 bis 25 schluckten vier Wochen lang täglich zwei Trinkampullen im Preis von je EUR 3,20 (Produkt: SMC-Tonicum Neosino GmbH). Ihre Testwerte wurde mit den Messungen an den übrigen sechs jungen Männern verglichen, die zum Schein Ampullen mit einer wirkungslose Placeboflüssigkeit bekamen. Nach vier Wochen wurde gewechselt. Nun bekam die Placebogruppe tatsächlich den Mineralstoffschub, und die andere Gruppe ging leer aus.

Resultat: Die jeweils echt versorgte Gruppe schaffte die besten Resultate, auch noch am Limit bei 320 Watt Leistung.

Für eine kleine Bevölkerungsgruppe, den Hunzukuc im Hunzatal im höchsten Gebirge der Welt, bewirkt ein physikalisches Phänomen günstige Effekte mit Kieselsteinmaterie: Im zentralasiatischen Karakorum mit sieben

Achttausendern und 63 Siebentausendern bewegen sich im Zuge der Plattentektonik Erdplatten mit der Geschwindigkeit von wachsenden Zehennägeln und Gletschermassen gegeneinander. Dabei entsteht ultrafeiner Abrieb von Siliziumdioxid, Quarzgestein. Quellwasser weist einen hohen Gehalt an aufgelöstem Silizium aus.

Aus mehreren Quellen speisen sich Hinweise, dass die je nach Quelle 15.000 bis 80.000 Bewohner des Hunzatals, im Sprachgebrauch die Hunza, offensichtlich eine besonders lange Lebenserwartung haben oder zumindest in früheren Generationen hatten. Der schottische Arzt und britische Amtsarzt in Kaschmir Robert McCarrison interessierte sich als erster Wissenschaftler für diesen Mythos. Er fütterte in den 1920er Jahren Ratten mit typischer Hunzakost und eine Vergleichsgruppe mit britischer Nahrung. Die einen wurden nie krank und waren langlebig, die anderen bissig, aggressiv und kurzlebig. Der Sohn des Schweizer Ernährungsforschers Maximilian Oskar Bircher-Benner, Ralph, verstärkte 1942 diese Ansichten mit dem Buch „Hunsa. Das Volk, das keine Krankheiten kennt". Auch der Amerikaner Jerome Irving Cohen veröffentlichte eine ähnliche Theorie auf Grund britischer Militärunterlagen 1947 in „The Healthy Hunza". Bei ihm war die Rede davon, dass manche bis 130 oder 145 Jahre alt werden, dass Männer mit 100 noch Felder bestellen und Kinder zeugen. Der Tod kommt rasch und ohne Leiden.

Dem standen die Realitäten entgegen, dass im gesamten Himalajagebiet Jodmangel herrschte und durch die hohe UV-Strahlung Hautschäden häufig auftraten.

Die Menschen dort ernährten sich seinerzeit weitgehend fleischlos, da Weidezucht mit Rindern weitgehend nicht möglich war, hielten in geringer Zahl Geflügel und Ziegen, schätzten ihre Milch und Milchprodukte und hatten eine eigene Art Vollkornbrot und verwendeten rosarotes, eisenionenhaltiges Salz aus dem Himalajagebirge. Spezielle, aus Ziegenmilch hergestellte Butter, Ghee, wird zu allen Speisen gereicht und heiß in Tee getrunken.

Vermutlich sind wegen fehlender Geburtsregister und in den Schilderungen alter Menschen mit hohem sozialem Status anekdotenhafte Übertreibungen entstanden. Heute gilt jedoch als gewiss, dass ein hoher Mineraliengehalt des aus den Gletscherregionen stammenden Trinkwassers, und da besonders Silizium, tatsächlich den Bewohnern des Hunzatales gesundheitliche Vorteile gewährt.

Auf die Natur bauen

In ihrer Wurzel sammelt die Hochalpenpflanze Edelweiß einen Wirkstoff, der geeignet ist, ein Problem der modernen Medizin zu lösen. Er heißt Leoligin und ist ein Stoff aus der Familie der Lignane. Er verhindert die Verdickung der Innenwandschicht von Blutgefäßen. Diese unnatürliche Zellanhäufung zählt zu den dominierenden Ursachen vieler Herz-Kreislauf-Erkrankungen und bildet die Vorstufe von Arteriosklerose, der häufigsten Todesursache in der westlichen Welt. Nach Bypass-Operationen ist die Gefäßwandverdickung eine gefürchtete Nebenwirkung. Ein mit Leoligin beschichtetes Gefäßimplantat wird von der Innenwand besser akzeptiert, und bestehende Verdickungen reduzieren sich. An der Universität Innsbruck wird aus diesem Naturstoff ein neues Medikament entwickelt, das nicht-toxisch Zellwachstum hemmt *(Quelle: „Leoligin, the major lignan from Edelweiss, inhibits intimal hyperplasia of venous bypass grafts". Cardiovascular Research. 1. Juni 2009).*

Die Erkenntnis, dass die vergessene frühere Volksmedizinpflanze Edelweiß heilende Substanzen enthält, ist eine aktuelle Mahnung, den Beitrag der Natur zu unserer Gesundheit niemals zu bagatellisieren.

Die Evolution hat ein einzigartiges Überlebenssystem entwickelt und es allen Lebewesen zugänglich gemacht.

Den vollen Umfang dieser Genialität verstehen wir erst heute.

Nicht für den Menschen, nein, für die Pflanzen hat die Natur vor Jahrmillionen ihr Meisterstück abgeliefert. Denn Blumen, Kräuter, Gräser, Büsche, Sträucher und Bäume können anders als wir Gefahren nicht ausweichen. Abertausende pflanzliche Moleküle besitzen von Natur aus starke antientzündliche Potenziale. Denn die Inflammation ist auch in der Pflanzenwelt die stärkste Schutzmaßnahme und Heilbehandlung gegen Bakterien und Viren auf der feuchten Haut. Deshalb verfügt jede einzelne Pflanze über immens potente Substanzen, mit denen sie diese aggressive und gefährliche, aber lebensnotwendige Methode starten, kontrollieren und rasch wieder beenden kann. Ihre häufigsten Bedrohungen sind Krankheiten. Darüber hinaus müssen sie ihre Existenz gegen Fressfeinde, Sonnenglut, Nachtfrost und Dürre verteidigen.

Im Alltag einer Pflanze geht es rund. Blüten, Blätter und Früchte müssen vor schädlichen Mikrolebewesen geschützt werden. Fremde Gewächse werden auf Distanz gehalten, denn die Schätze des Bodens, Luft und Sonnenlicht sind begrenzt. Insekten werden mit Duftstoffen und Farbflächen zur Vermehrung angelockt. Und höchste Priorität hat der Schutz der Zellregulation vor bösartigen Ausreißern. Krebs ist eine der größten Bedrohungen in der Pflanzenwelt!

Dafür hat die Evolution den Pflanzen eine unglaubliche Fähigkeit verliehen. Sie sind in der Lage, mit einer fast unüberschaubaren Armada von Spezialstoffen alle ihre Aufgaben selbst zu bewältigen. Die entscheidenden Moleküle beziehen sie aus der Erde. Auch Mineralstoffe und Spurenelemente.

Jeder dritte lebende Organismus existiert in der Welt unter unseren Füßen. Ein Teelöffel voll Erde kann Milliarden Kleinstlebewesen Tausender unterschiedlicher Arten enthalten, Mikroben, Bakterien, Parasiten, Milben. Es ist die von der Evolution geschaffene Produktionsstätte wertvollster chemischer Stoffe. Pflanzen sind an ihrem Standort fest verankert und was ihre Wurzeln aufsaugen, ist die Basis ihres Überlebens.

Für uns bedeutet das: Jede einzelne pflanzliche Substanz entfaltet nach Verzehr auch im menschlichen Organismus bestimmte Wirkungen! Die wichtigsten Komponenten unserer Gesundheit entstanden in den Pflanzen. Sie sind die Basis der Nahrungskette für Tiere und Menschen. Nur jedes einzelne Wesen, das sich ausreichend pflanzlich ernährte und mit Energie versorgte, nahm auf diese Weise auch die zum Überleben unverzichtbaren Vitalstoffe mit auf.

Alle diese fantastisch anmutenden pflanzlichen Moleküle zur Steuerung spezieller Funktionen werden in dem Begriff sekundäre Pflanzenstoffe zusammengefasst.

Für diese Vorteile muss niemand zum Vegetarier werden. Im Idealfall versorgen uns auch naturnah ernährte Zuchttiere mit Vitalstoffen, wenn sie diese Supersubstanzen in pflanzlicher Form zu sich nehmen.

Die Bedeutung des Essens in der Evolution wurde von uns lange unterschätzt. Die Grundphilosophie war einfach. Seine Gene weitergeben sollten vor allem jene Individuen, die sich regelmäßig mit Nahrung versorgten – und nur sie konnten das auch, denn die übrigen mussten verhungern. Logischerweise enthielt konsequent die optimale Nahrungszusammenstellung auch gleich die wichtigsten Substanzen für den Überlebenskampf. Geniale Kombo.

Pflanzen produzieren mit den aus der Erde bezogenen Grundstoffen etwa 70.000 bis 100.000 Phytosubstanzen. Es sind Säuren, Fette, Phenole, Amine, Schwefelverbindungen und Polysaccharide.

Mit ihren Wirkungen ersetzen diese Phytochemikalien reflexartig die Aufgaben des der Pflanze fehlenden Nervensystems. Ein Großteil hilft bei

Aufgaben des Stoffwechsels wie der Speicherung der Energie aus dem Sonnenlicht in Kohlenhydraten. Der Rest erklärt die verblüffenden Fähigkeiten ihres Immunsystems, etwa das Überleben von Hitzeschock und Nachtfrost.

Eine einzelne Pflanze kann verschiedene Phytosubstanzen enthalten, eine Orange beispielsweise Carotinoide, Limonoide und Phenole. Man schätzt, dass eine einzige Portion Salat oder Gemüse auf dem Teller an die 100 differenzierte Phytamine beisteuert. Unsere wissenschaftlichen Bezeichnungen für diese Phytochemikalien werden es nie bis in das Bewusstsein von Millionen Menschen schaffen, deren Körper täglich auf sie angewiesen ist:

Phytoalexine,
Adaptogene,
Mikronährstoffe,
Antioxidantien,
Spurenelemente,
Phytosterole,
Terpene,
Triterpenoide,
Squalen,
Carotinoide,
Fettsäuren,
Phytoöstrogene,
Polysaccharide,
Amine,
Enzyme,
Organosulfuren,
Allylsulfide,
Anthocyane,
Anthocyanide,
Proanthocyanide,
Lipide,
Saponine,
Pektide,
Lycopene,
Aminosäuren,
Mineralstoffe,
Spurenelemente,
Harze,
Phenole,
Polyphenole,
Phenolsäuren,
Polyine,
Flavonoide,
Flavanole,
Flavanone,
Bioflavonoide,
Isoflavone,
Isothiocyanate,
Alkaloide,
Steroide,
Glykoside,
Phenole,
Phytosterole,
Saponine,
Katechine,
Karotinoide,
Diterpenoide,
Salizine,
Lignane,
Tannine

... um nur einige zu nennen.

Jede einzelne pflanzliche Zelle ist zur Herstellung notwendiger Chemikalien fähig, denn es gibt keine zentrale Drüse. Alle kommen in winzigster Konzentration vor.

Unser Auge erfreuen Farbsubstanzen, unser Geruchsinn staunt über Düfte – mit ihnen locken höher entwickelte Gewächse Insekten zur Bestäubung an, während sie mit Bitterstoffen Fressfeinde abschrecken.

Eine große Gruppe von Blütenfarbstoffen sind die Flavonoide. Ihre erste Substanz wurde noch als Vitamin P klassifiziert, inzwischen sind mehr als 8.000 unterschiedliche Flavonoide identifiziert.

Eine besondere Rolle spielen Hormone aus dieser grünen Apotheke, Botenstoffe und Signalmoleküle der Pflanzen, Phytohormone genannt.

Wirkungen entstehen auch durch Interaktionen mit weiteren Inhaltsstoffen. Dabei kommt es sowohl zu Verstärkungen, wenn Substanzen einander unterstützen, als auch zu Abschwächungen bis zu Blockaden.

Hormone sind auch in der Pflanzenwelt das Kernmaterial der internen Kommunikation.

Leider haben die Nahrungsindustrie, die Kunststoffindustrie und die Landwirtschaft sich diese Erkenntnisse über pflanzliche Hormonverbindungen zu Eigen gemacht. Die nachgebauten synthetischen Kopien, Xenoöstrogene, sind hochwirksam. Deshalb haben sie auch im menschlichen Organismus Effekte.

Diese hormonaktiven Substanzen werden von kritischen Wissenschaftlern als endokrine Disruptoren, als Unterbrecher im Hormonsystem, bezeichnet, die durch Veränderung des Informationssystems die Gesundheit schädigen können, wenn sie in einer wirksamen Dosis in den Körper gelangen. Das ist mit der Ausbreitung von Mikroplastik geschehen.

Jetzt erleben unsere Nervenzellen durch Umweltgifte, Plastikmoleküle, Drogen, Medikamente, hirnschädigende Substanzen wie Ammoniak und Blei vergleichbare Gefahren wie durch Viren, Bakterien und andere Krankheitserreger. Unser Immunsystem legt zur Verteidigung mit Maßnahmen der Entzündung und durch aggressive Fresszellen einen Sperrring um diese Fremdstoffe.

Das entspricht dem Ursystem der Selbstheilung durch Entzündung auf eine Weise, mit der schon die Evolution den Urmenschen Risiken für den auf eine Weise beseitigte. Es ist eine multidimensionale Krankheitsabwehr durch den Organismus. Nach einer Verletzung zum Beispiel wird der Wundbereich sehr schnell und ohne unser Mitwirken durch die einsetzenden Heilmaßnahmen anschwellen, sich entzünden und selbst reparieren.

Die gleiche Reaktion richtet sich heute noch gegen eine wahrgenommene Bedrohung durch Bakterien, durch Viren und leider häufig auch gegen Giftstoffe in der Umwelt und Nahrung.

Denn das System ist fehlerhaft. Eine

ganze Reihe von Schadensfällen täuscht dem Körper eine Gefahr vor, die er vermeintlich mit Hitze, mit Fresszellen und mit speziellen körpereigenen Angriffsstoffen bekämpfen kann. Dazu zählen starker Stress, zum Bersten gefüllte Fettzellen, Elektrosmog oder Attacken durch Umweltgifte. Auch der viel zitierte Feinstaub schadet vor allem durch entzündliche Prozesse, die sich gegen diese Chemiemoleküle richten.

Wenn jedoch ein Körper kontinuierlich mit toxischen Substanzen, durch Krankheitserreger und andere Attacken strapaziert wird, ist die Gefahr nur schwer oder gar nicht zu eliminieren. Auf erfolglose Entzündungsprozesse folgt in aller Regel ein chronisch anhaltender Zustand. Es entwickelt sich schmerzlos und unbemerkt eine stille, niemals endende Stressversion für den Organismus, die sich anders als eine Heilentzündung nicht von selbst abschaltet.

Eine derartige chronische Entzündung braucht auch nicht Bakterien, Viren oder eine offene Wunde als Auslöser. Es genügt, den Organismus in großer Not zu wissen oder zu glauben.

Eine zusätzliche Belastung ist zunehmender oxidativer Stress. Dieser Begriff bezeichnet die durch aggressive Sauerstoffmoleküle ausgelöste Oxidation von Zellmembranen bis zu ihrer Zerstörung. Beide Stressversionen – inflammatorischer, oxidativer - lösen keinen Schmerz aus, aber sie sind hartnäckig andauernd, das macht sie auf lange Sicht tödlich.

Die so genannten freien Radikale bilden sich durch eine Art Betriebsunfall ständig schon während des ganz normalen Stoffwechsels. Damit wird in aller Regel ein gesunder Organismus noch fertig. Durch ein falsches Ernährungsverhalten wird diese Bedrohung schon vervielfacht. Bei Bedarf werden solche aggressiven Sauerstoffmoleküle auch von der Immunabwehr als Zerstörer freigesetzt und verwendet. Der moderne Lebensstil, seelischer Stress und krankmachende Umweltfaktoren bringen weitere radikale Moleküle hervor.

Zu den negativen Faktoren zählen ultraviolette Strahlung, extreme Temperaturschwankungen, Nährstoffmängel, Luftverschmutzung, Schwermetalle, Pestizide, Herbizide, Plastikmoleküle, endokrine Disruptoren, Giftstoffe, und nicht zuletzt Nikotin. Jeder dieser Umstände hat unweigerlich das plötzliche massierte Erscheinen freier Radikale zur Folge.

Unbestritten ist darüber hinaus: Degenerative Leiden, die für das Alter typisch sind, beinhalten Effekte freier Radikaler. Sie addieren sich mit zunehmendem Alter. Diese Auffassung wird von der Wissenschaft mit breiter Zustimmung geteilt. Es gibt aber auch eine härtere These: Ihr zufolge ist Altern immer ein Oxidationsprozess.

Beide Auffassungen führen zurück zu den Überlegungen des Biogerontologen Professor Dr. Denham Harmon aus San Francisco, U.S.A., der 1954 die Theorie der freien Radikale entwikkelte.

Vielen Dutzenden Substanzen aus der grünen Apotheke der Mutter Natur werden heute erstaunlich günstige Wirkungen im menschlichen Organismus attestiert: Vitamine, Aminosäuren, Phytohormone, Pflanzenextrakte, Spurenelemente, Mineralstoffe, Fettsäuren und viele andere chemische Verbindungen sind gekennzeichnet durch ihre gesundheitlichen Effekte.

Ein Mangel an diesen Vitalstoffen muss dem Organismus erspart werden.

Silizium in unserer Nahrung

Wann immer Ernährungsexperten von den Gesundheitseffekten eines hochwertigen Frühstücksmüslis schwärmen oder sich der Frage widmen, warum Sellerie mehr Wertschätzung verdient, haben ihre Beiträge in aller Regel einen Schönheitsfehler. Es fehlt der Hinweis auf Silizium.

Auch wer auf der Webseite der Deutschen Gesellschaft für Ernährung e.V., Bonn, auf der Suche nach einer Mengenempfehlung die Begriffe Silicium und Silizium eingibt, wird enttäuscht: „Kein Ergebnis gefunden". Zu 35 Nahrungsgruppen, Mineralstoffen und Spurenelementen legt sich der Verein fest. Silizium gehört nicht dazu. Gleichzeitig betont die Gesellschaft, dass sie sich seit ihrer Gründung im Jahr 1953 mit allen auf dem Gebiet der Ernährung auftretenden Fragen beschäftigt und Forschungsbedarf feststellt.

Die Erklärung dieser Situation (Zitat aus einem Kommentar): „Da bislang nicht festgestellt werden konnte, welche funktionelle Rolle das wichtige Spurenelement für den menschlichen Körper spielt, wurden von der DGE bis dato keine Referenzwerte veröffentlicht."

Wissenschaftler in anderen Ländern sind wesentlich stärker an Effekten durch dieses Spurenelement interessiert. In Frankreich belegten zwei Forscherteams am Centre Hospitalier Universitaire de Toulouse, Frankreich, und am Institut National de la Santé et de la Recherche Médicale, Bordeaux, 2007 und 2009 während einer 15 Jahre langen Beobachtung von 1.950 älteren Menschen sogar einen Schutzeffekt durch Silizium im Trinkwasser gegenüber dem erhöhten Risiko einer Alzheimererkrankung, die vermutlich auch durch das Schwermetall Aluminium im Trinkwasser verursacht werden kann.

Zitat: „Daten haben gezeigt, dass Aluminium im Trinkwasser einen zerstörerischen Effekt haben und die Wahrscheinlichkeit einer kognitiven Einschränkung erhöhen kann, wenn die Siliziumkonzentration im Wasser niedrig ist. Darüber hinaus waren bessere Resultate aus Tests mentaler Fähigkeiten positiv mit der Aufnahme von mehr Silizium verbunden, und das Risiko der Alzheimererkrankung war reduziert für Personen, die eine höhere tägliche Siliziumaufnahme hatten, verglichen mit anderen. Das Silizium ist vermutlich das natürliche Gegenmittel zu Aluminium und könnte eine günstige Rolle spielen bei der Abschwächung der Bioverfügbarkeit von Aluminium, dessen Gifteffekte auf das Nervensystem jetzt klar bewiesen sind."

Im Klartext: Siliziummoleküle lösen Aluminiumbeläge im Gehirn auf, arretieren die Giftmoleküle und scheiden sie aus *(Quellen: „The potential influence of silica present in drinking water on Alzheimer's disease and associated disorders". The Journal of Nutrition Health and Aging, März 2007; „Aluminum and silica in drinking water and the risk of Alzheimer's disease or cognitive decline: findings from 15-year follow-up of the PAQUID cohort." American Journal of Epidemiology. 15. Februar 2009)*.

Weit mehr als die Wirkung im Menschen interessierte Jahrhunderte lang die Rolle von Silizium als Nährstoff beim Wachstum von Pflanzen und bei der Abwehr von Schädlingen und Umweltgiften.

Daraus leiteten Forscher schon 1969 ab, dass Silizium auf Grund seiner allgegenwärtigen Präsenz auch im menschlichen Organismus eine wichtige Rolle spielen muss. 2004 erfolgte auf der Basis von Zahlen aus der amerikanischen Herzstudie Framington Offspring Cohort die Bestätigung, dass Siliziumaufnahme eine günstige Wirkung auf die Knochenmineraldichte hat *(Quelle: American Society for Bone Mineral Research)*.

Im Wesentlichen besteht ein Haupteffekt auf bestimmte Enzyme, also im Körper chemisch agierende Stoffe, die zur Produktion von Kollagenen und Elastin nötig sind. Inzwischen ist eine

Partnerschaft mit Glucosamin, Chondrotin und der Hyaluronsäure nachgewiesen, im Bindegewebe, im Knochenknorpel und in der Gelenkflüssigkeit.

Pflanzen mit einem nennenswerten Siliziumgehalt sind eine wichtige Quelle für uns. Veganer und Personen mit einem hohen Anteil pflanzlicher Nahrung sind in der Regel besser versorgt. Fleisch enthält geringe Mengen, wobei Innereien noch das meiste Silizium enthalten.

Wieder muss über Landesgrenzen geschaut werden, um Bescheid zu wissen. Polnische Wissenschaftler analysierten 2019 den Siliziumanteil im Essen von 94 Frauen und 91 Männern zwischen 20 und 70 Jahren, verglichen die Angaben mit den Blutwerten dieses Spurenelements und zogen ihre Schlüsse.

Gehalt und Verfügbarkeit sind keineswegs immer identisch. Wie ein Organismus von Spurenelementen und Mineralstoffen profitieren kann, schwankt je nach Herkunft. Ultraprozessierte Nahrung versorgt uns mit deutlich weniger Mineralstoffen und Spurenelementen als Vollkornprodukte.

Über eine Nahrung reich an Ballaststoffen wird mehr als doppelt soviel Silizium aufgenommen. Umgekehrt enthalten hochgezüchtete Getreidesorten kaum Silizium, da ihre Wurzeln nicht tief genug wachsen.

Silizium aus Getränken kann leicht verarbeitet werden, während das gleiche Spurenelement aus fester Nahrung, zum Beispiel im Haferkorn, weniger erfolgreich vom Körper genutzt werden kann.

Frauen nahmen etwas weniger auf, 24 Milligramm pro Tag, als Männer, fast 28 Milligramm. Aus den Ergebnissen wurde geschlossen, dass Wasser und Gemüse mit Carotinoiden den im Blut messbaren Siliziumspiegel erkennbar erhöhen.

Weil solche Informationen spärlich waren, haben schon 2009 britische Forscher eine ähnliche Untersuchung durchgeführt. Beide Studie sollten klären, welche Nahrungsmittel am ehesten im Stande sind, uns mit Silizium zu versorgen.

Ergebnisse aus dem King's College London zeigten jedoch, dass sich der Umgang des Körpers mit Silizium nicht so einfach durchschauen lässt. Bananen beispielsweise haben einen relativ hohen Gehalt dieses Spurenelements, aber die Aufnahme ist wörtlich vernachlässigbar: Ganze zwei Prozent der winzigen Menge schafften es irgendwie in den Blutkreislauf. Grüne Bohnen hingegen haben nur halb so viel Silizium in ihren Zellen, davon jedoch werden 50 Prozent absorbiert und adsorbiert.

Ähnlich schlecht vorherzusagen waren Ergebnisse der Einsätze diverser Nahrungsergänzungspräparaten mit

Silizium. Auch das hat die Untersuchung im Gastrointestinal Laboratory unter der Leitung von Dr. Supannee Sripanyakorn am King's College London ergeben: Die Mehrzahl der Supplements mit Silizium ließ sich im Glas gut auflösen, ihre Effekte im Organismus entsprachen jedoch häufig nicht den Hoffnungen der Verbraucherinnen und Verbraucher. In den Beipackzetteln wurden ungenaue oder falsche Bezeichnungen für Präparate von Silizium oder Kieselerde gefunden, und womöglich erfüllten die Produkte auch nicht Erwartungen ihrer Hersteller. In allen 2009 stattfindenden Untersuchungen wurde Silizium nicht in der heute im Idealfall vorliegenden mikronisierten Form verwendet *(Quellen: „Dietary Silicon and Its Impact on Plasma Silicon Levels in the Polish Population". Nutrients. 29. April 2019; „The comparative absorption of silicon from different foods and food supplements". British Journal of Nutrition 2009).*

Getränke und Nahrung pflanzlicher Herkunft sind führende Siliziumquellen.

Hier eine Empfehlungsliste – mit von oben nach unten abnehmendem Siliziumanteil und verbunden mit dem Hinweis, dass offensichtlich viele Bedingungen zusammentreffen müssen, damit eine reichliche Siliziumaufnahme aus der Nahrung irgendwie gelingt:

Hafer,
Hirse,
Gerste,
Weizen,
Dinkel,
Roggen,
Mais,
Kartoffeln,
getrocknetes Obst,
beispielsweise Aprikosen,
Hülsenfrüchte,
Knäckebrot,
Vollkornbrot,
Vollkornbrötchen,
ungesäuertes Vollkornbrot,
Rosinen,
Karotten,
Teigwaren,
Brot,
alkoholfreies Bier,
Bier,
brauner Reis,
weißer Reis mit nur halb so viel Silizium,
Sellerie,
Kürbis,
Grünkohl,
Meerrettich,
Obst roh und in Konserve,
Apfel,
Wein,
Miesmuscheln,
Meeresfrüchte,
Fleisch,
Fleischprodukte,
Nudeln,
Nüsse,

Samen,
Sonnenblumenkerne,
Mineralwasser,
Quellwasser,
Tee,
Kaffee,
Orangen,
Trauben,
Birne,
Fruchtsäfte,
Milch,
Milchprodukte.

Fruchtsäfte sind sehr gute Quellen, mit Orangensaft, Karottensaft, Multifruchtsaft, Tomatensaft und der Saft von Schwarzer Johannisbeere als Spitzenreiter.

Ein Sud mit Inhaltsstoffen des Ackerschachtelhalms sowie Brennnesseltee kann nennenswerte Mengen von Silizium enthalten.

Küchenkräuter speichern ebenfalls Silizium, wobei Petersilie diese Liste anführt, gefolgt von Kümmel und Paprika.

Entgiftung, Wachstum, Heilung

Mit Silizium im menschlichen Körper werden von jenen Wissenschaftlern, die sich damit befasst haben, wichtigste Vorgänge und verblüffende Wirkeffekte verbunden. Für diese Erkenntnisse müsste rund drei Dutzend Heldinnen und Helden aufrichtig gedankt werden. Doch sie sind nicht Dauergäste in Talkshows, und ihre Namen sind auch nicht geläufig:

Adey, Alexander, Anderson, Baker, Baumeister, Becker, Birkhofer, Bürger, Butenand, Carlisle, Fischer, Gerazev, Gohr, Heinen, Hendler, Hennig, Herne, Ivkovic, Kaufmann, Kober, Kühn, Lelas, Letter, Lindemann, Mesenzeva, Mironova, Nancy, Randoll, Ritter, Robert, Rona, Savtschenkov, Schlitter, Scholl, Warning, Worankov.

Das ist bedauerlich, denn andererseits sind quälende Symptome allgegenwärtig, die auf Siliziummangel und damit erklärbare funktionelle Abweichungen im Stoffwechsel von Bindegewebebereichen hinweisen. Sie sind charakteristisch für noch nicht lebensbedrohlich veränderte Organstrukturen. Sie können mit Röntgen, Ultraschall und Tomografietechnik nicht nachgewiesen werden. Sie verführen zur Behandlung mit Tabletten und Spritzen. Und möglicherweise entstehen aus Symptomen Erkrankungen.

So verraten sie sich: Kopfschmerz, Muskelverkürzung, Sehnenverkürzung, Gliederschmerzen, Rückenleiden im Sitzen, im Bett und auf der Straße, Wundheilungsprobleme, Gelenksschmerz, Gelenksschwellung, Schmerzen in der Hüfte, in der Beuge, in den Knien, Nervenschmerzen.

Besonders diffus sind schleichend zunehmende Belastungen durch toxische Stoffe, durch Schwermetalle, durch hormonell wirkende chemische Substanzen.

Es sind Vorstufen von vielleicht noch vermeidbaren Allergien, Atemwegserkrankungen, Schmerzsyndromen, Erkrankungen des Verdauungsapparates, Funktionsverluste im Bewegungsapparat oder Depressionen und weiteren mentalen Belastungen. Ihre Opfer werden die wichtigsten und sensibelsten Kämpfer für unsere Gesundheit, Gehirn, Leber, Nieren, Nervensysteme, Immunsysteme, Hormonsysteme, Herz-Kreislauf.

Eine erhöhte Bioverfügbarkeit von ultrafeinen Siliziumpartikeln stimuliert die elektromagnetische Leitfähigkeit für den Ionenaustausch, die Erregungsleitfähigkeit im Nervensystem, die rhythmischen Aktivitäten innerhalb von Zellen, die Aktivierung der Zellerneuerung, antientzündliche Wirkungen, die Elastizität der Blutgefäße und die Effekte der Krankheitsabwehr.

Unterm Strich sind diese Wirkparameter im Mittelpunkt: Steigerung der Potenziale der Krankheitsabwehr, Unterstützung von Prozessen der Regeneration, Leistungssteigerung, Überwindung chronischer Müdigkeit, Minderung der Schadstoffbelastung des Körpers, Stärkung biologischer Prozesse gegen Entzündungszustände, Resistenzerhöhung gegen Infektionen.

Von Verbesserungen der neuropsychischen Organleistungen sind stärkere Stressbewältigung, natürlicherer Schlaf, Überwindung von Depression und verstärkter Schutz vor Alzheimererkrankung und Parkinson zu erwarten.

Auf den Punkt gebracht

In jedem Augenblick sollte der menschliche Körper vier bis sechs Prozent seines Gewichts in Form der etwa 46 Mineralstoffe und 16 Spurenelemente enthalten. Von Calcium beispielsweise benötigen wir bis zu eineinhalb Kilogramm, von einigen anderen nur winzigste Spuren.

Das Interesse an ihnen und das Wissen um ihre essenziell notwendigen Leistungen für den Erhalt unserer Gesundheit sind allerdings sehr dürftig. Die meisten Menschen achten auch überhaupt nicht darauf, ob sie sich mit Eisen, Zink & Co. einigermaßen ausreichend versorgen.

Erstaunlicherweise wissen die Allermeisten von einer der allerwichtigsten dieser vernachlässigten Substanzen am allerwenigsten.

Von Silizium.

Dieses Spurenelement ist der Hauptbestandteil in Kiesel, Granit und in seinen Verwandlungen in der Erdkruste überhaupt. Nur ein bescheidener Teil ist in Trinkwasser und im Erdreich aufgelöst. Das genügt zur Versorgung der Pflanzenwelt, die Silizium für Festigkeit und zur Abwehr von Krankheitserregern braucht.

Essbare Pflanzen, Wasser und andere Flüssigkeiten bieten uns eine geringe natürliche Chance, uns mit dem Spurenelement Silizium zu versorgen.

Wir nutzen sie kaum.

Die weitestverbreiteten Wirkungen von Silizium werden im Bindegewebe nachgewiesen. Denken wir jetzt nicht vor allem an Nägel, Haut und Haare! Gemessen an ihrer Bedeutung genießen diese Gewebestrukturen eine ähnlich geringe Anerkennung wie die Substanz Silizium selbst, die einst als Heilwunder gepriesen wurde. Das Bindegewebe bildet und ernährt Blutgefäße und ist die Basis unserer Abwehrkräfte. Für jeden Organismus in einer von Schadstoffen und belasteten Umwelt ist eine weitere Fähigkeiten des Bindegewebes überlebensnotwendig: das Erkennen, Speichern, Vernichten, Auflösen und Beseitigen von Krankheitserregern und hormonell-giftig wirkenden Substanzen.

Hier bringt Silizium Eigenschaften ein, die kein weiterer Mineralstoff und kein weiteres Spurenelement aufzuweisen hat.

Es ist ein Giftsammler. Seine Moleküle sind innerlich porös, und ihre dadurch um das Hundertfache erweiterten Oberflächen haben das Bestreben, bestimmte andere Stoffe an sich zu binden. Zum Ausgleich setzen sie eigene Vitalstoffe frei. Elektrisch geladene Schadstoffe werden eingesammelt und gegenläufig gepolte Partikel werden abgegeben.

Auf diese Weise werden vor allem sehr empfindliche Organsysteme wie das Gehirn, die Nervensysteme, das Immunsystem, die Leber, die Nieren, das Hormonsystem und die Darm-Kopf-Verbindung vor toxischen Schäden gerettet. Ihre eigene Abwehrkraft gegen Umweltschadstoffe, Pestizide und Nebenwirkungen von pharmazeutischen Substanzen wird gestärkt.

Für dieses biologische Geschenk braucht der menschliche Körper insgesamt weniger als zwei Gramm Silizium. Leider stellen wir ihm häufig nicht einmal diese geringe Menge zur Verfügung. Einmal, weil wir es nicht bedenken. Aber auch, weil unsere Nahrung kaum noch Silizium enthält, Und drittens, weil dieses Spurenelement zum größten Teil von unserem Stoffwechsel nicht so leicht wie Makronährstoffe und Mikronährstoffe in den Blutkreislauf zugelassen wird.

Die Moleküle sind im ursprünglichen Zustand zu groß.

Eine neuartige Technologie der Mikronisierung hat dieses Hindernis überwunden.

Ultra-High Tech-Siliziumpulver mit Eigenschaften, die sonst nur Füssigkeiten aufweisen, erreicht eine bisher unerreichbar hohe Bioverfügbarkeit. Sie ist notwendig, um einen geschwächten Organismus in vielleicht nur zwölf bis 14 Tagen wieder für das Prinzip Selbstheilung zu befähigen.

Produkt-Infos

Zahlreiche Aussagen zu gewünschten Wirkungen durch Silizium und Kieselerde nach Verzehr im menschlichen Körper haben vor allem Gültigkeit in Verbindung mit ultrafein mikronisiertem Silizium. High Tech-Kieselerdemoleküle leicht wie Luft werden von der Firma Neosino GmbH mit einer von ihr entwickelten Technologie geschaffen und unter anderem in dem Präparat Silimagna Kapseln mit Magnesium und Calcium verwendet.

Entscheidend ist die erzielbare sehr hohe Bioverfügbarkeit mit raschen Resultaten.

Vermutlich sind mit Siliziumprodukten weiterer Hersteller einzelne günstige Effekte durch den langfristigen Ausgleich von Mineralstoffmangel ebenfalls zu erzielen, mit Unterschieden im Wirkungsgrad. Studien belegen eine Effektivität der Substanz im einstelligen Prozentsatz nach einer Einnahme im Laufe mehrerer Monate.

Die Firma Neosino GmbH steht im Austausch von Erkenntnissen mit Wissenschaftlern aus Universitäten in Graz, Innsbruck und Wien und sammelt eigene Erfahrungen seit mehr als zehn Jahren.

Im Fokus stehen auch weitere vergessene oder bagatellisierte Substanzen.

Der kultisch und in der indischen Ayurvedamedizin seit rund 5.000 Jahren volksheilkundlich verwendete Weihrauch und aus den Wurzeln der widerstandsfähigen Alpenpflanze Edelweiß gewonnene Substanzen sind ebenfalls traditionelle, favorisierte Naturstoffe im Dienst der Wissenschaft gegen altersbedingte Veränderungen, äußerlich und innerlich.

Boswellia ist das Balsamgewächs, dessen gehärtetes Gummiharz den langsam verbrennenden Weihrauch produziert. Boswellia enthält eine Säure und ätherische Öle. Sie blockieren – wenn Entzündung keinen heilenden Effekt haben kann - zwei Enzyme mit entzündungsfördernden Aufgaben. Die Ayurvedamedizin hat Balsam und andere Pflanzenstoffe Jahrtausende hindurch gegen Arthritis verwendet. In Studien mit Boswellia konnte eine eindeutige Reduzierung von Schmerzen, Steifheit in Gelenken und eine verbesserte Gelenksnutzung erzielt werden. So konnten Testpersonen in einem Sechs-Minuten-Gang eine erheblich größere Strecke zurücklegen. Und das alles ohne die Nebenwirkungen wie Magengeschwüre durch verschreibungspflichtige Arzneien gegen Entzündungen.

Die gemeinsame Zuneigung des österreichischen Kaiserpaars Franz Joseph I. und seiner Frau Sissi zum Alpen-Edelweiß hat die Hingebung der Menschen zu dieser Blume stark gefördert. Das berühmteste Sissi-Gemälde von 1865 zeigt sie mit neun Edelweißblüten im Haar. Da die Originalpflanze geschützt ist, werden heute Sorten aus dem Himalaja in Gärtnereien gezüchtet und in den Schweizer Alpen landwirtschaftlich genutzt. Extrakte aus den Blättern und der Wurzel enthalten Gerbstoffe, Tannine, Flavonoide, Terpene, Lignane, Phenylpropan, Hydroxyzimtsäurederivate und flüchtige Verbindungen mit Wirkungen gegen inflammatorischen und oxidativen Stress, sowie antibakteriell. Sie kommen in der Prävention von Erkrankungen der Blutgefäße und der Altersdemenz zur Anwendung.

Informationen, Kontakt:
Neosino GmbH
Bahnhofstraße 18
9360 Friesach
Österreich
Telefon: +43 4268 20309
Email: office@neosino.at
www.neosino.at

Hormonstörung durch Mikroplastik

Hier stoßen Sie vermutlich noch einmal auf einzelne Angaben, die es schon an anderer Stelle in diesem Buch gab. Das ist Folge der Absicht, hier Hormonstörungen durch endokrine Disruptoren generell zu beschreiben.

Jeder von uns trägt Mikroplastik, Pestizide, Schwermetalle, Petrochemikalien und hormonaktive Verbindungen aus Kosmetika, Haushaltsreinigern, Agrochemikalien und Medikamentenrückständen in sich. Ständig werden es mehr: Wir nehmen in jeder einzelnen Woche Kunststoff im Gewicht einer Kreditkarte zu uns!

Wie kommen diese Fremdstoffe in den Körper? Wir essen sie, trinken sie, atmen sie ein.

Kunststoffe in jeder Form sind ubiqitär, überall verbreitet. Sie kommen uns sehr nahe. Die Zahl der in der Lebensmittelindustrie verwendeten Lösungsmittel, Weichmacher, hinzugefügten Geschmacksstoffe, Konservierungsstoffe und Verpackungsmaterialien wird auf über 10.000 geschätzt.

Ein einziger Joghurtbecher enthält womöglich an die 600 Chemikalien, UV-Stabilisatoren, Hitze-Kälte-Stabilisatoren, Füllstoffe, Antioxidanzien. In jedem Augenblick belastet die Landwirtschaft mit immer mehr Hormonen, Antibiotika, Medikamentenrückständen, Säuren und Chemikalien unsere Umwelt. In einem Autoreifen stecken etwa 470 chemische Stoffe, damit er möglichst lange hält. Kommt es dann doch zu Abrieb, besteht er zur Hälfte aus einem Chemiecocktail und verursacht einen großen Teil des Mülls in den Ozeanen. Stoffe in den Sitzbezügen landen auf unseren Tellern. Kein einziger giftiger Klebstoff ist seit 1990 vom Markt verschwunden. Papier eines Warenhauskatalogs enthält immer noch durchschnittlich 50 Giftstoffe. Pro Kopf verbrauchen wir 150 Kilo Verpackung im Jahr *(Quelle: „hart aber fair", ARD. 17. 02. 2020; Professor Michael Braungart, Leuphana Universität Lüneburg)*.

Zu den rund 80.000 unterschiedlichen chemischen Verbindungen kommen jedes Jahr 1.000 weitere hinzu. Viele müssen nicht auf einem Etikett deklariert werden.

ANHANG

Die Wirkungen von toxischen Chemikalien bei der Entstehung von Herzproblemen, Gehirnschlag, Demenz, Diabetes, Rheuma, Metabolischem Syndrom oder Krebs sind unstrittig. Die Bezeichnung Zivilisationserkrankung lenkt vom Wesentlichen ab. Nicht unsere Lebensart ist schuld an den modernen Volkskrankheiten.

Wikipedia schreibt: „Als endokrine Disruptoren … werden Stoffe bezeichnet, die, wenn sie in den Körper gelangen, bereits in geringsten Mengen durch Veränderung des Hormonsystems die Gesundheit schädigen können …

Die endokrinologische Fachgesellschaft Endocrine Society, die European Society of Endocrinology, die European Society for Pediatric Endocrinology, Die Deutsche Gesellschaft für Endokrinologie sowie die Weltgesundheitsorganisation (WHO) sehen es als erwiesen an, dass endokrine Disruptoren unter anderem an der Entstehung von Brust- und Prostatakrebs, Unfruchtbarkeit, Diabetes mellitus, kardiovaskuläre Erkrankungen, Schilddrüsenerkrankungen sowie neurologischen, neurodegenerativen und psychischen Erkrankungen beim Menschen beteiligt sind. Von der Öffentlichkeit, Vertretern der produzierenden Industrie sowie der Politik werden diese Erkenntnisse seit einigen Jahren kontrovers diskutiert.

Experten gehen davon aus, dass von den etwa 85.000 synthetischen Chemikalien etwa 1.000 endokrine Disruptoren sein könnten. Da diese jedoch vor ihrer Zulassung nicht umfassend auf ihre Unbedenklichkeit getestet wurden, besteht über den genauen Anteil Unsicherheit.

Endokrinologische Fachgesellschaften und die WHO kategorisieren BPA als endokrinen Disruptor, also einen Stoff mit hormonähnlicher Wirkung, und sehen es als erwiesen an, dass BPA beim Menschen bereits in kleinsten Mengen zur Entstehung von Krankheiten wie Diabetes mellitus, Fettleibigkeit, Störungen der Schilddrüsenfunktion, Entwicklungsstörungen insbesondere bei Kindern und Unfruchtbarkeit beiträgt."

Menschen kommen mehrmals am Tag mit Mikroplastik in Kontakt. Dadurch addiert sich die Belastung.

Die Mikroteilchen aller aus der Erdölchemie herrührenden Kunststoffe können vergleichbare Impulse wie unsere Hormone aus der Thymusdrüse, unsere Stresshormone aus den Nebennieren, unsere Geschlechtshormone und mehr als 100 weitere Botenstoffe von Bedeutung auslösen: im Wesentlichen Verstärkungen oder Abschwächungen hormoneller Einflüsse auf den Organismus.

Der Organismus hat fünf intelligente Organsysteme zur Befreiung von Stoffwechselabfällen und von Schwermetallen aus der natürlichen Umwelt. Zunehmend werden sie auch für die Neutralisierung und Ausschwemmung toxischer Alltagschemikalien stark benötigt. Bei diesen Funktionen können wir sie unterstützen. Die besten Hilfen finden wir in Substanzen aus den Volksmedizinen der Welt, auch in einigen die lange vernachlässigt oder bagatellisiert wurden.

Nur wer sich von Schadstoffen befreit, hat eine gute Chance, sich auch von Krankheiten zu befreien.

Drei Generationen nach dem ersten Weltbestseller über die Verschmutzung der Welt, „Der stumme Frühling" (1962) von Rachel Carson, wird die Gesundheit der Menschen von Giftstoffen stärker bedroht als je zuvor. Neuesten Erkenntnissen zufolge unterliegen 95 bis 98 Prozent aller in der Landwirtschaft verwendeten Pestizide einem Effekt, den die Wissenschaft mit Drift bezeichnet: Sie erreichen nicht jenes Ziel, für das sie gedacht sind. Das bedeutet nicht nur, dass wesentlich mehr solcher Substanzen eingesetzt werden müssen, sondern auch: Sie sind überall. Auf den Punkt gebracht: Pestizide erreichen uns!

Bei den Chemikalien für die Landwirtschaft bleibt es jedoch nicht.

In Wahrheit sind es Tausende chemische Substanzen, die das Potenzial besitzen, die Beschaffenheit von Wasser, Boden, Atemluft, Pflanzen, Tieren und des Klimas derart zu verändern, dass sich die Lebensbedingungen für jeden von uns verschlechtern.

Ihre negativen Effekte sind atemberaubend. Gewarnt wird vor Krebserkrankungen, besonders im Gehirn, vor Leukämie und vor Veränderungen der Erbanlagen sowie der Zellstruktur auf molekularer Ebene.

Dabei bleibt es nicht. Nahrungsmittel belasten uns mit ebenfalls Hunderten zugelassenen aber nie überprüften Zusatzstoffen. Übergewicht, Diabetes und kardiovaskuläre Risiken sind die Folgen ... aber nicht nur. Die rasant zunehmende nicht-alkoholische Fettlebererkrankung, NAFLD, erfasst weltweit bereits 20 bis 30 Prozent der erwachsenen Bevölkerung. Für Deutschland wird die Zahl von zwölf Millionen Betroffenen genannt. Für die Entstehung müssen laut einer Studie aus Wien vom März 2019 vor allem der in hochprozessierter Fertigkost hinzugefügte Zucker, High Fructose Corn Syrup, HFCS, Sucrose, chemisch agierende Stoffe während der Produktion und wie Nervengifte wirkende Nahrungszusätze, Exzitotoxine, verantwortlich gemacht werden.

Harvard-Forscher entdeckten im April 2019, dass eine als harmlos eingestufte und weit verbreitete Fettsäure, Propionat, den Organismus auf Fettleibigkeit und Diabetes umprogrammieren kann.

Im November 2017 analysierten Wissenschaftler in dem 55-Minuten-Beitrag „Verlieren wir den Verstand?" für den Fernsehsender „arte" ein bis dahin weitgehend übersehenes Risiko. Bis in die 1990er-Jahre wurde in der zivilisierten Welt ein Anstieg des Intelligenzquotienten IQ gemessen. Seit 20 Jahren ist die Entwicklung negativ! Denn Babys werden bereits mit schädlichen Prägungen ihrer Nervensysteme geboren, wenn ihre Mütter Umwelthormonen stark ausgesetzt sind. Im Blut einer Schwangeren werden in aller Regel mehr als 100 Chemikalien nachgewiesen, sobald danach gesucht wird.

Wenige Substanzen, die unser Hormonsystem aushebeln, lösen so heftige Debatten aus wie der Endokrindisruptor Bisphenol A, BPA, und Nachfolgechemikalien wie BPS und BPF.

Die Zukunft ist düster. Für genetisch verändertes Getreide, das eigentlich besonders schädlingsresistent sein sollte, werden heute pro Hektar um 24 Prozent mehr Herbizide, Fungizide, Molluskizide und andere Giftstoffe eingesetzt als in der traditionellen Landwirtschaft.

Quecksilber, Arsen und Aluminium sind giftige Chemikalien, die in geringen Mengen in der Natur vorkommen. Hersteller können sie kaum vermeiden und kennzeichnen in der Regel die sehr viel niedrigere Konzentration am Ende der Verbrauchsfrist, die meist mehr als ein Jahr nach der Produktion ausläuft. Zwischendurch gemessene Werte liegen oft höher.

Mehrere Ursachen führen dazu, dass sich Chemikalien, Pestizide, Lebensmittelzusätze, Schwermetalle und Spuren von Pharmazeutika, Alkohol und Tabak schneller ansammeln, als der Körper sie eliminieren kann. Und auch die Belastung aus der Nahrung, aus dem Trinkwasser und aus der Umwelt schwächt anhaltend unsere Abwehrkräfte gegenüber Krankheiten.

Als Auslöser von Ausscheidungsstörungen sind anerkannt: schlechte Ernährung, Überernährung, zu wenig Flüssigkeit, Stress, darmschädigende Antibiotika und Bewegungsmangel.

Kaum jemand kennt sein Risiko durch Giftstoffe.

Niemand kann noch abschätzen, in welchem Umfang seine körpereigenen Abwehrsysteme mit solchen Dauerbelastungen fertig werden müssen und können. Nicht nur besonders empfindsame Kleinkinder, auch ältere Menschen mit geschwächten Abwehrkräften sind gefährdet. Die Schadstoffe zeigen sich in einer Vielzahl von Symptomen wie einer eingeschränkten Immunfunktion, Neurotoxizität, Hormonstörungen und psychologische Beeinträchtigungen.

Und über den intelligenten Mechanismus, mit dem der Körper Gifte und Schadstoffe entschärft und abbaut, wissen die wenigsten Bescheid. Die Detoxifikation, die Entgiftung, funktioniert im Wesentlichen als Teamwork über die Leber, die Nieren, den Harn, die Haut, den Darm, über Ausatmung und Schwitzen.

Jedoch kaum jemand weiß oder berücksichtigt, wie eine gezielte Wahl unserer Nahrungsmittel den Körper beim Entgiften unterstützt.

Aufpassen kann keiner zu viel! Die Hersteller von Outdoorjacken beispielsweise gaben sich jahrelang in der Werbung naturnah: mit atemberaubenden Fjorden und schroffen Felsgraten unter strahlend blauem Himmel. Doch auch ihre Produkte aus wasserdichten, windabweisenden und atmungsaktiven Fasern strahlten, denn sie dünsteten in klarer Bergluft potenziell schädliche Kohlenwasserstoffe aus. Ohne diese perfluorierten und polyfluorierten PFCs konnten die attraktiven Freizeitjacken ihre geschätzten Eigenschaften nicht erzielen.

Nicht nur, dass viele Käufer nach den Enthüllungen durch Greenpeace geschockt waren: Irgendwann landen fast alle Kleidungsstücke im Müll – und damit auch die Gifte in ihnen.

Aufklärung über 85 Alltags-chemikalien

Seit Juni 2015 müsste jeder Politiker mit einer verantwortungsvollen Rolle in Bezug auf chemische Substanzen in unserer Nahrung, auf unseren Feldern und in unserer Umwelt wieder und wieder bei jeder Begegnung mit den gleichen Fragen konfrontiert werden:

„Kennen Sie die Veröffentlichung in ‚Carcinogenesis': Assessing the carcinogenic potential of low-dose exposures to chemical mixtures in the environment: the challenge ahead"? (Übersetzt: Bestimmung der krebserzeugenden Eigenschaften von niedrigdosierter Begegnung mit chemischen Mixturen in der Umwelt: Die Herausforderung vor uns). Und: „Was bedeuten diese Aussagen für Ihre Arbeit?"

In der Fachzeitschrift über Krebsentstehung „Carcinogenesis" haben sich mehr als 120 Wissenschaftler zu einer noch nie da gewesenen Stellungnahme vereinigt. Sie stützten sich auf Ergebnisse aus den U.S.A., Kanada; Australien, Japan, Belgien, Italien, Großbritannien, Österreich, Spanien, den Niederlanden, Kuwait, Saudi-Arabien, Indien, China, Norwegen, Katar, Tschechien, Malaysia und Schweden.

Ihr Ausgangspunkt war eine alarmierende Mitteilung der Weltgesundheitsorganisation, WHO: Sieben bis 19 Prozent aller Krebserkrankungen können toxischen Umweltsubstanzen angelastet werden. Bestimmte Chemikalien gelten deshalb offiziell als krebsfördernd.

Diese hauptbeschuldigten und meistzitierten Substanzen waren es aber nicht, für die sich die Forscher interessierten. Sie blickten auf eigentlich uninteressante Mitläufer, auf 85 weitere chemische Verbindungen. Sie werden nicht mit Krebs in Zusammenhang gebracht, werden kaum reguliert und nicht einmal von schwangeren Frauen ferngehalten.

Krebs ist eine der größten Belastungen der Menschheit mit jährlich 18 Millionen (Schätzung Februar 2020) neuen Erkrankungen und mit 9,56 Millionen tödlichen Schicksalen im Jahre 2018. Lange konzentrierte sich die Wissenschaft auf Gene und auf vermeidbare persönliche Lebensumstände als wichtige Faktoren. Erst mit dem zunehmenden Verständnis dieser komplizierten Erkrankung ist es möglich, mehr und mehr auch unsere Schutzlosigkeit gegenüber chemischen Substanzen zu begreifen.

2009 urteilte ein Beratergremium für den Präsidenten der USA: „Das wahre Ausmaß der durch die Umwelt verursachten Krebserkrankungen wird sträflich unterschätzt."

2010 hielt ein britisches Team von Experten 43 Prozent aller Krebserkrankungen in Großbritannien durch das gegenwärtige Wissen erklärbar und 57 Prozent nicht.

Eine Erklärung könnte sein: Wo Toxine im Körper überhandnehmen, versagen Wirkstoffe in Medikamenten und andere Therapien. Die gefährlichen Mikroorganismen existieren in einer Festung, die auch von Antibiotika nicht eingenommen werden können.

Der Pessimismus kommt nicht von ungefähr.

Besonders beunruhigend sind kaum getestete Aktivstoffe, die von der Nahrungsmittelindustrie verwendet werden, als seien sie völlig unverdächtig. Vermutlich übersteigt das Heer der chemischen Zusätze für Geruch, Geschmack und Haltbarkeit längst die Zahl 3.000.

Viele Substanzen wurden noch nie getestet. Sogar von den so genannten Großvolumen-Produktionen wurde nur etwa die Hälfte ein wenig in Bezug auf eine Krebsgefahr untersucht. Das behauptet die führende amerikanische Umweltschutzagentur Environmental Protection Agency, EPA.

Die meisten sind ahnungslos in Bezug auf den chemischen Fingerabdruck in ihrem Blut, im Urin oder in der Muttermilch. In der Regel werden bis zu 100 Giftstoffe entdeckt.

Sollten wir uns also stärker mit chemischen Verbindungen befassen?

Der Lebenslauf eines chemischen Moleküls beginnt mit der Gewinnung des Rohmaterials, Öl, Erdgas, Wasser und Metalle. Aus diesen Ausgangsstoffen wird eine Vielzahl von Produkten hergestellt. Am Ende ihrer Verwendung werden die Chemikalien freigesetzt, recycelt, deponiert oder irgendwie beseitigt. In jeder einzelnen Phase besteht die Möglichkeit einer biologischen Belastung: bei der Extraktion, bei der Produktion, beim Einsatz und bei der Entsorgung.

Bereits 2001 meldete die Mount Sinai School of Medicine in New York: Die durchschnittliche übliche Belastung mit Dioxin und anderen gut untersuchten Chemikalien in uns erreicht die Stärke, die in Tierstudien zur Vergiftung führt."

Die in dem Großprojekt für „Carcinogenesis" kooperierenden Wissenschaftler hatten einen aktuellen Anlass.

Krebs ist mit etwa 100 Arten dabei, als häufigste Todesursache die Herzerkrankung abzulösen. Ab dem Alter von 64 Jahren ist er es bereits.

Vor diesem Hintergrund blickten die Forscher auf elf Hauptgruppen von Krebs, auf 85 alltägliche Chemikalien in unserem Leben und auf weltweit in mehr als 500 Studien erhobene Daten von Menschen mit Krebs. Daraus errechneten sie verschiedene Schlussfolgerungen: 13 toxische Stoffe zeigten Effekte erst aber einer signifikanten Belastung. 50 wirkten bereits negativ bei niedriger Belastung. Für 22 chemische Alltagssubstanzen konnte keinerlei Dosis erkannt werden, die völlig gefahrlos war!

Die Wissenschaftler rechneten dabei strikt die üblichen Lebensstilsünden heraus, also Tabak, armselige Ernährung, rotes Fleisch, Übermengen von Pommes Frites, Alkoholkonsum, Übergewicht und Mangel an Obst und Gemüse. Und sie klammerten Menschen aus, die zum Beispiel wegen ihres Berufes oder wegen der wohnlichen Nähe zu einer Mülldeponie offensichtlich mit den sehr typischen krebsverdächtigen Substanzen häufiger als der Durchschnitt in Berührung kommen.

Ihr einziges Interesse galt dem Einfluss von als harmlos eingestuften Chemikalien auf Durchschnittsbürger vor einer Krebserkrankung, in einem Zeitraum von mehreren Jahrzehnten.

Eine harmlose Dosis gibt es nicht

Am Ende zogen die Wissenschaftler eine bedrückende Schlussfolgerung: „Unsere Analyse geht davon aus, dass der anhäufende Effekt von unterschiedlichen, nicht krebsauslösenden Chemikalien in den kritischen Stufen der Zellteilung, sowie davon berührte Prozesse in weitere Systemen, Organen, Geweben und Zellstrukturen sich möglicherweise zu einem krebsauslösenden Prozess verschwören."

Einfacher formuliert: Vermeintlich harmlose Substanzen tragen irgendwie doch zur Entstehung von Krebs bei. Dabei gibt es keine harmlose Dosis.

Mehrere Hauptwege für dieses zu verhindernde Geschehen haben die Wissenschaftler herausgearbeitet. Einige chemische Agenten starten die Mutation oder Beschädigung der Erbanlagen einer Zelle, bevor sie ihre DNA an die nächste Generation weitergibt. Andere Chemikalien unterbrechen die dann normalerweise einsetzende Reparatur.

Wenn sich jetzt die Zelle teilt, gibt sie den Schaden weiter, kombiniert mit verstärktem Wachstum, wie bei einer normalen Wundheilung. In entstehenden von Krebsgeweben. Der Körper kontrolliert und reguliert deshalb diese so genannte Angiogenese sehr streng. Umweltsubstanzen mit chemischen oder hormonellen Wirkungen hebeln diesen Schutzmechanismus jedoch offensichtlich aus. Mikroplastikpartikel transportieren sie überall hin.

Laien haben ihre Namen nie gehört, aber jedem Chemiker sind sie vertraut: Diniconazol, p-Hydroxyphenyl, Trichloroethan, Methylen, Thiocyanat, Perfluorooctanes Sulfonat, Ziram, Biphenyl, Chlorothalonil, Tributyltinchloride, Bisphenol AF und Diniconazole.

In vergleichbaren Attacken unterbrechen chemische Substanzen die im Körper vorgesehenen natürlichen Hormonprozesse. Durch sie wird normalerweise wirksam die künftige Fortpflanzung einer jeden Zelle gestoppt, die im Begriff ist, bösartig zu werden. Ohne diese Krebsbremse ist der Weg jetzt frei zur jahrelangen Vermehrung der egoistisch-gierigen Zellen bis zu ihrer sehr späten Entdekkung fünf Minuten vor zwölf.

Als Alltagsschadstoffe wurden beispielsweise Schwermetalle identifiziert wie Blei, Nickel, Kobalt, Wolfram, Antimon, Titan oder Quecksilber. Das Vorkommen dieser Metalle kann mühelos gegoogelt werden. Kobalt ist Bestandteil im blauen Glas, wird bei der Erzeugung von Speziallegierungen verwendet, auch in der Militärtechnik, in magnetischen Datenträgern und kann zur Wachstumsförderung dem Futter in der Tierhaltung beigesetzt werden. Kobalt enthält Arsen. Wikipedia führt aus: „Während kleine Überdosen von Kobalt-Verbindungen für den Menschen nur wenig giftig sind, führen größere Dosen ab etwa 25 bis 30mg pro Tag zu Haut-, Lungen-, Magenerkrankungen, Leber-, Herz-, Nierenschäden und Krebsgeschwüren."

Wer weiß schon, dass sich auch Nanopartikel von Titaniumdioxid in seiner unmittelbaren Umgebung befinden können? Sie stecken in Bonbons, Süßigkeiten und Kaugummis und hinterließen in einer Studie in Monte Carlo die stärkste Belastung bei Kindern. Aber auch Duschgels, Sonnenmilch und Rasierschaum geraten durch diese Substanz ins Zwielicht.

Miniteilchen solcher Chemikalien werden kontinuierlich freigesetzt und wir atmen sie ein oder nehmen sie mit der Nahrung auf.

Wer glaubt, dass Schwermetalle in Deutschland Probleme der Vergangenheit sind, täuscht sich schwer. Noch im Juli 2015 urteilte die höchste und letzte Instanz des Europäischen Gerichtshofs negativ über deutsche Methoden zur Risikobewertung in Bezug auf Schadstoffgrenzen. Sie werden auch zur Beurteilung von Kinderspielzeugen angewendet. Konkret ging es in der Rechtssache C-360/14 P um Antimon, Arsen und Quecksilber. Diese Substanzen dringen bis in die Gehirnareale vor und wirken bioaktiv auch in unseren weißen und grauen Zellen.

Am Ende landen alle derartigen Moleküle jedoch irgendwann im Abwasser, nächster Schritt: Ackerfläche, Müllverbrennungsanlage oder Deponie.

Die Forscher hatten keine Hemmung vor Details. Unter den von ihnen entlarvten und genannten Alltagschemikalien sind auch einige, über die seit Jahrzehnten diskutiert wird, vergeblich. Bisphenol A, der Kunststoffbestandteil, oder Triclosan, die Desinfektionssubstanz,

Sie widersprechen gleichzeitig dem medizinischen Grundsatz, wonach erst die Dosis das Gift macht: Da wir heute wissen, dass Krebs aus einer einzigen geschädigten Zelle heraus entsteht, darf unterstellt werden, dass die Schädigung schon weit unter den bisher getesteten Giftmengen passieren kann.

Gleichzeitig rauben sie den Konsumenten der Studie jede Illusion. Auf ein künftiges Leben mit weniger toxischen Substanzen in unserer Umwelt darf niemand hoffen.

Die Fachzeitschrift „Carcinogenesis" trug der Bedeutung dieser Veröffentlichung Rechnung und machte die Aussagen der Wissenschaftler auf ihrer Webseite für jeden öffentlich und gebührenfrei zugänglich. *(Quelle: Carcinogenesis (2015) 36 (Suppl 1): S254-S296. doi: 10.1093/carcin/bgv 039).*

Der stumme Frühling

Vor bald 60 Jahren, im September 1962, ging von dem Bestseller „Der stumme Frühling" der amerikanischen Marinebiologin Rachel Louise Carson ein Weckruf aus. Zuvor hatte die Naturschriftstellerin schon in drei Bänden die Bedrohung der Meereswelt treffend geschildert und dafür den U.S. National Book Award erhalten.

Auf die Enthüllungen in Bezug auf die Pestizidbelastung unseres Planeten war die Öffentlichkeit nicht vorbereitet. Doch trotz heftiger Gegenwehr durch die chemische Industrie setzte eine Volksbewegung zur Rettung unserer Umwelt ein, aus der später in mehreren Nationen die Bewegung der Grünen hervorging. In den USA wurde die Umweltschutz-Agentur gegründet, die 2015 den Volkswagenkonzern mit Milliardenbußen belegte, und der kürzlich nicht ein traurig stimmendes Eingeständnis erspart blieb: Der globale Jahreseinsatz von Pestiziden, Herbiziden und anderen umweltgefährdenden Stoffen ist heute mit 2,8

Millionen Tonnen vielleicht 35 Mal umfangreicher als beim Erscheinen von „Der stumme Frühling" mit 80.000 Tonnen.

Gleichzeitig gibt es bis heute keine allgemein anerkannte Differenzierung zwischen den Begriffen Umweltchemikalie und Umweltschadstoff.

Umweltgifte werden jedoch übereinstimmend als „begünstigend für Krankheiten und Artensterben" eingestuft. Wer dabei vor allem an Schwermetalle denkt, muss umdenken. Arsen, Antimon, Blei, Cadmium, Kupfer Nickel, Thallium und Quecksilber bilden erst die Schadensgruppe Nummer elf in einer Aufzählung von zwölf, die von DDT und PCB angeführt wird.

Während heute in Nordamerika der Bedarf an Agrochemikalien und anderen Industriestoffen zur Schädlingsbekämpfung am langsamsten wächst, explodiert der Gifteinsatz in Asien. Für 2020 wird ein Weltverbrauch von 3,2 Millionen Tonnen im Handelswert von 76 Milliarden U.S.-Dollar erwartet. Die Jahressteigerung liegt bei sieben Prozent. Getreidechemikalien haben den größten Anteil. Treibende Faktoren sind: abnehmende Ackerflächen, wachsende Weltbevölkerung und Ertragssteigerung.

Rachel Carson hatte 15 Jahre in einer amerikanischen Artenschutzbehörde gearbeitet und verfügte über enormes Wissen in Bezug auf biologische Zusammenhänge von Gift und Leben. Sie hatte ihr Buchthema jahrelang studiert. Sie war die Erste, den Menschen die Augen öffnete über Rückstände im menschlichen Körper am Ende der Nahrungskette.

Ihr Buchtitel bezog sich auf eine Welt, aus der die Vögel verschwunden waren. Ihr Erfolg gründete hauptsächlich auf der Entscheidung, sich auf ein einziges Mittel zu konzentrieren: Dichlordiphenyltrichlorethan, kurz DDT. Dieses Mittel wurde in den USA vor allem gegen Mücken und Feuerameisen auf Äcker, Flüsse und private Grundstücke versprüht. Da es billig herzustellen war und als ungefährlich galt, hatte es einen steilen Aufstieg hinter sich, bis die Leser aus „Der stumme Frühling" erfuhren: „Wir töten jetzt auch Vögel, ihre Eier, Säugetiere, Fische, Pflanzen, ja alle Arten von wildlebenden Geschöpfen durch chemische Insektizide, die auf ein Stück Land gesprüht werden und wahllos wirken."

Geschickt appellierte sie an die kulturellen Eliten, während sie auch die Massen alarmierte.

Die Autorin verband die Gefahr durch Chemikalien mit der Bedrohung durch atomare Radioaktivität, indem sie behauptete: „Chemikalien sind die unheimlichen und kaum erkannten Helfershelfer der tödlichen Strahlung."

In Europa wurden ihre Anklagen als amerikanisches Problem abgetan. Tatsächlich gab es auf Long Island einen Aufsehen erregenden Skandal mit durch Pflanzengifte ungenießbaren Preiselbeeren, dem unersetzlichen Bestandteil eines jeden Truthahnessens. In den südlicheren U.S.-Staaten hatten DDT-Chemikalien zwar die Feuerameisen vernichtet, doch Jahre lang war Wildfleisch ungenießbar.

Die Chemieindustrie stempelte Rachel Carson als kommunistisch denkende Agitatorin ab, doch Präsident John F. Kennedy lud sie zu einer Anhörung ins Weiße Haus. Forscher stellten fest, dass dieses Gift das Nervensystem und die Fortpflanzungsorgane schädigt und einige DDT-Varianten möglicherweise Krebs auslösen.

Als Anfang der 1970er Jahre DDT verboten wurde, war die Autorin von „Der stumme Frühling" schon 57jährig an Brustkrebs verstorben.

Die Chemieindustrie konnte das Verbot verschmerzen. Die meisten Insekten waren ohnedies bereits immun gegen das Gift, und es gab genügend Nachfolgesubstanzen.

40 Jahre nach dem Verbot führten Untersuchungen von Fischen aus hoch gelegenen Bergseen in Südamerika, an der amerikanisch-kanadischen Grenze, in den Innsbrucker Alpen, in Osteuropa ebenso wie in Äthiopien zu erschreckenden Erkenntnissen: Die Belastung von Fischfleisch durch DDT ist immer noch sehr, sehr hoch.

Im Osoyoos Lake im U.S.-Staat Washington wies ein Gramm Filet der Fischart Lake Whitefisch 1.110 Nanogramm DDT auf. An zweiter Stelle rangierte Karpfen. Das Gleiche wurde am Tilapia aus dem äthiopischen Ziwaysee nachgewiesen.

Wissenschaftler der Universität Innsbruck konnten besonders die auffallende Anhäufung in Bergseen gut erklären.

In tropischen Gebieten wird noch heute DDT intensiv zur Bekämpfung der malariaübertragenden Anophelesmücken eingesetzt. So wurden in Äthiopien klare Hinweise auf ganz aktuelle Einspeicherungen in der Natur gefunden. Leider fungiert das fantastische Biotop der europäischen Alpen wie ein Magnet auf Belastungen der Luft mit solchem Gift und mit Schwermetallen. Die heißen Winde aus Afrika und Indien bringen im Wasserdunst Schadstoffe überall hin, wobei besonders die tiefen Wassertemperaturen oberhalb der Baumgrenze die Aufnahme von DDT bewirken. Das raue Klima kühlt die Winde ab und ihr Wassergehalt fällt als Niederschlag zur Erde.

Die Forscher untersuchten Fische aus dem Gossenköllesee in den Stubaier Alpen, dem Geirneggsee und dem Rotfelssee in mehr als 2.400 Meter Höhe, oberhalb von Kühtai in Tirol. Ihr Filetfleisch enthielt 1.000 Mal mehr DDT als Fische in niedrigeren Gewässern. Trotz der Ferne von Schwerindustrie und Landwirtschaft zeigten die Fische Zeichen von starkem Stress, offensichtlich eine Auswirkung der Umweltgifte.

Ein weltweites Verbot der zwölf gefährlichsten toxischen Stoffe, das unter dem Namen Dirty Dozen bekannt ist, würde uns auch von DDT befreien. Doch Wissenschaftler befürchten im Gegenzug Millionen Malariatote. Fazit: Es wäre unethisch, denn die Industrienationen haben der Dritten Welt 50 Jahre lang keine Alternative zu dem sehr billig herzustellenden DDT angeboten.

Polnische Wissenschaftler entdeckten in den Bodensätzen einiger heimischer Bergseen auch signifikante Mengen an Hexachlorpestiziden, HCH. Das namhafteste HCH-Präparat Lindan war in Deutschland von 1940 nur bis 1984 im Einsatz, doch in einigen Regionen wird es immer noch hergestellt und über Produkte und vor Allem in fettreichen, tierischen Nahrungsmitteln verbreitet. Lindan wird über die Ernährung, die Haut und die Atmung aufgenommen und weltweit in Blutproben und in der Muttermilch nachgewiesen.

Auch Umweltforscher in der Slowakei und in Spanien machten bei Untersuchungen von Gebirgsseefischen die gleichen bedrückenden Erfahrungen. Männliche Fische verweiblichten, „als hätten sie Antibabypillen geschluckt", urteilten sie.

Kein auf Atemluft angewiesenes Lebewesen kann sich Umweltgiften entziehen, die mit ihren Chemikalien die Hormonarbeit im menschlichen Körper stören. Denn sie werden über die Luft eingebracht. Das bewies schließlich die Untersuchung der Forellen und anderen Fischen aus Hochgebirgsseen. Ein gravierendes Beispiel für die schwere Berechenbarkeit von chemischen Stoffen in der Umwelt bildet die Gruppe der so genannten Neonikotinoide. Sie werden für das bedrückende Bienensterben verantwortlich gemacht.

Diese Insektizide bergen offensichtlich auch ungeahnte Gefahren für die Entwicklung von Neuronen und Strukturen des menschlichen Gehirns. Die Europäische Organisation für Lebensmittelsicherheit European Food Safety Organisation, EFSA, regte unter großem Druck 2015 schließlich eine Überprüfung der bisher für Neonikotinoide als unschädlich eingestuften Höchst-Belastungsgrenzen an.

Drei Routen für Gifte

Giftstoffe üben Wirkung auf den menschlichen Organismus über zwei Wege aus: Entweder durch Schädigungen von äußeren Geweben wie Haut oder Augen, oder sie schaffen es, durch raffinierte Mechanismen in den Körper einzudringen. Dafür bemächtigen sie sich dreier Routen: durch die Verdauung im Magen-Darm-Trakt, durch Eindringen in die Haut oder in den Augapfel und durch Einatmen.

Für die Zufuhr per Verdauung genügt es bereits, Essbares in einem mit Giftstoffen belasteten Areal zu schlucken.

Die Aufnahme über die Haut wird als Risikofaktor von vielen völlig unterschätzt. Was uns äußerlich reizt, zum Beispiel am Auge, trägt in der Regel unterm Strich nennenswert zu einer Gesamtbelastung bei. Eindeutig ist, dass in der Freizeit der größte Belastungsanteil per Inhalation aufgenommen wird.

Erste Station sind die Lunge und ihre winzigen Blutgefäße, die ständigen Kontakt mit der eingeatmeten Luft haben.

Unterschieden werden akute oder chronische Wirkungen. Die Hautverätzung mit Säure löst den unmittelbaren Schmerz aus. Langzeitbelastungen wie durch Zigarettenrauch oder Asbest können auch nach Jahrzehnten noch zu einer Krebserkrankung beitragen.

Eine chronische Belastung ist meist von niedriger Dosis und wiederholt sich in zeitlichen Abständen. Einzelne, plötzliche Schadensfälle ereignen sich in der Regel mit sehr hohen Belastungen, die rasch einwirken. Ähnlich werden Substanzen eingestuft: Einige können augenblicklich verletzen und sind langfristig harmlos. Andere haben überhaupt keine aktuellen Reaktionen, doch ihre Schädigungen addieren sich mit den Jahren.

Gifte wirken tief in unseren Zellen, nicht nur im Magen-Darm-Sektor, sondern auch in jenen des Gehirns, die unser Denken bestimmen, und in jenen der Drüsen, die unsere Hormone produzieren. Belastende Substanzen beeinflussen unsere Stimmung, unser Verhalten, unsere Fähigkeit zur Abwehr von Krankheiten, unseren Stoffwechsel und die Erzeugung unserer Energie.

Gifte werden für viele Auffälligkeiten verantwortlich oder mitverantwortlich gemacht: Müdigkeit, Unwohlsein, Depression, Aggression, Schlafprobleme, Essstörungen – sowohl in Bezug auf Zuviel wie Zuwenig, Wetterfühligkeit und sexuelle Unlust.

Unsere Volkskrankheiten werden als Zivilisationserkrankungen bezeichnet. Das ist eine glatte Irreführung. Denn nicht die Zivilisation, also unsere Kultur, unsere Lebensart, hat Schuld. Die Rolle von toxischen Chemikalien bei der Entstehung von Herzprobleme, Gehirnschlag, Demenz, Diabetes, Rheuma, Krebs ist unstrittig.

Hormonaktiv: Feinde im Hormonsystem

Pestizide enthalten Wirkstoffe, die geeignet sind, nach der Aufnahme im menschlichen Körper die Mechanismen zur Beeinflussung unserer Hormoneffekte zu verändern.

Verschmutzer werden auch Kontaminanten genannt. Ihre Aufzählung kann beunruhigen: Mytotoxine, Schwermetalle, Dioxine und Nitrate.

Hinter der Bezeichnung Mytotoxine verbergen sich Schimmelpilzgifte.

Wir alle kennen den Schimmelbefall an einer Scheibe Salami oder einem Toastbrot. Erst seit etwa 1960 werden diese Gefahren Ernst genommen. Inzwischen sind rund 200 Schimmelpilzarten als für den Menschen giftig eingestuft. Die Organisation für Ernährung und Landwirtschaft der Vereinten Nationen, FAO, schätzt, dass ein Viertel aller Lebensmittel Schimmelgifte enthält. Roggen, Weizen und Gerste werden oft schon auf dem Feld befallen. Diese Schimmelpilzgifte werden in der Regel von Nutztieren wie Kühen oder Hühnern aufgenommen und an ihre Produkte weitergegeben. Auch der Fleischbefall ist nicht auszuschalten. Zusätzlich verschimmeln lagernde Nahrungsmittel.

Belastungen durch Schwermetalle sind wesentlich häufiger, als die meisten vermuten. Haben Sie je Fisch gegessen? Hatten oder haben Sie Amalgamfüllungen? Können Sie für Ihr Trinkwasser die Hand ins Feuer legen? Verwenden Sie ein Körperdeo? Waren Sie je in der Metallindustrie, in der Landwirtschaft oder in einem pharmazeutischen Produktionsbetrieb beschäftigt? Dann ist die Wahrscheinlichkeit für Sie sogar größer als für den Durchschnitt.

Das Schlimmste an einer Vergiftung des Gewebes ist: Einmal damit angereichert, können diese Giftstoffe unwiderrufliche Schäden verursachen. Vermeiden hat höchste Priorität. Das sind die fünf häufigsten Metallgifte: Quecksilber – vielleicht im Fisch, Blei – in Glas, vielleicht im Lack oder in Batterien, Aluminium – im Deospray, in der Alufolie, im Kochgeschirr, Arsen – in Pestiziden, später im Grundwasser, Kadmium – im Zigarettenrauch, später im Boden, im Grundwasser, in der Nahrung.

Dioxine sind Verbindungen, die sich im Fettgewebe von Tieren und Menschen anreichern. Sie sind Nebenprodukte bei Verbrennungsprozessen, zum Beispiel von Hausmüll und Sondermüll. Dioxine verbinden sich mit Staubpartikeln und werden überall hin transportiert. Umweltbehörden räumen ein: Da Dioxine überall vorkommen, lässt sich ein Eintrag in die Nahrungskette nicht vermeiden. Landwirtschaftliche Nutztiere nehmen diese Chemikalie mit Bodenpartikelchen auf. Das Ausmaß chronischer Wirkungen wurde vor Allem an Versuchstieren gemessen. In offiziellen Veröffentlichungen wird angeführt: „Bei einigen Dioxinen geht man davon aus, dass sie das Risiko, an Krebs zu erkranken, erhöhen."

Dioxin trägt seit dem Giftunglück von 1976 in einer Chemiefabrik nördlich von Mailand in den Medien auch die Bezeichnung Sevesogift. Verlorene und wieder gefundene Fässer mit Dioxinrückständen lieferten bis 1993 viele Schlagzeilen. Es konnte nicht ausgeschlossen werden, dass Schadstoffe nicht kontrolliert verbrannt, sondern heimlich und ohne Erlaubnis in eine Deponie in Mecklenburg-Vorpommern endgelagert wurden.

Nitrate sind natürliche, im Boden vorkommende Verbindungen. Sie werden auch mit der Düngung ausgebracht. Salate und Gemüse wie Rucola und Rote Beete können hohe Mengen speichern. Unter sehr, sehr ungünstigen Umständen entstehen daraus im menschlichen Körper Nitratderivate, die krebserregend wirken könnten.

Die Vorteile einer gemüsereichen Ernährung überwiegen jedoch eindeutig die Risiken durch eine nur leicht erhöhte Nitratbelastung.

Rückstände aus Arzneimitteln für den Menschen sind in Gewässern sehr häufige Verunreiniger. Ergebnisse aus ökotoxischen Wirkungsmessungen sind spärlich. Nahezu gar keine Erkenntnisse gibt es über ihre Effekte im Erdreich. Neben Hormonmedikamenten werden in der Literatur angeführt:

Blutfettsenker,
Schmerzmittel,
Herzmedikamente,
bestimmte Psychopräparate,
Antibiotika,
Desinfektionsmittel,
Narkosesubstanzen und
Krebsmedikamente.

Die Belastung der Umwelt beginnt mit der Produktion und mit der Beseitigung des Abfalls. Durch die spätere Ausscheidung mit Fäkalien gelangen hormonell wirksame Moleküle in die Abwässer und durch Kläranlagen in Fließgewässer und ins Grundwasser.

Kosmetika enthalten mit großer Wahrscheinlichkeit einen oder mehrere von 15 Stoffen, die von der Europäischen Union als hormonaktiv mit der höchsten Priorität eingestuft werden. Die nichtstaatliche Umwelt- und Naturschutzorganisation Bund für Umwelt und Naturschutz Deutschland, BUND befand ein Drittel von rund 60.000 untersuchten Pflegemitteln als hormonell wirksam.

Der Einsatz von möglicherweise doch bedenklichen, industriell hergestellten chemischen Stoffen wird in der EU hartnäckig dennoch unter zwei Bedingungen zugelassen: Wenn die Belastung für Mensch, Tier und Umwelt „vernachlässigbar" ist. Oder wenn der betreffende Stoff für die Bekämpfung einer ernsten Gefahr für die Pflanzengesundheit „notwendig" ist. Auch dieses Argument wird vorgebracht: Ohne diese Stoffe gerät unser Wohlstand in Gefahr.

Dagegen werden seit Jahrzehnten massive medizinische Bedenken vorgebracht. Mit wenig Erfolg.

Das Problem der Kritiker liegt auf der Hand: Effekte von hormonverändernden Chemikalien sind nicht so augenfällig wie eine tödlich verlaufende Vergiftung oder eine Krebserkrankung. Doch nach Meinung vieler Wissenschaftler gibt es erdrückende indirekte Beweise. Sie scheitern mit ihren Argumenten jedoch im Wesentlichen an den wirtschaftlichen Fakten: Industriechemikalien und Agrochemikalien garantieren unseren Wohlstand.

Aber im Frühjahr 2015 legten Hormonwissenschaftler bei ihrer Tagung in San Diego im U.S.-Bundesstaat Kalifornien eine erschütternde Gegenrechnung vor: Allein in Europa können finanzielle Schäden durch diese so genannten Umwelthormone die Grenze von 150 Milliarden Euro jährlich überschreiten!

Denn Schadstoffbelastungen einer Schwangeren werden auf das ungeborene Baby vererbt. Sie stören die Gehirnentwicklung.

Zwei Studienergebnisse dazu erregten besonderes Aufsehen:

Von mehr als 400 Schwangeren in ländlichen Gebieten wurden zwischen 1998 und 2002 kurz vor der Entbindung der Urin analysiert und mögliche Belastungen durch Pestizide aus der Gruppe der Organophosphate ermittelt. Später wurden die Kinder dieser Frauen nach 12 und 24 Monaten, sowie danach bis zu neun Jahre lang in Bezug auf die Entwicklung ihrer neurologischen und mentalen Fähigkeiten getestet.

Dabei wurden bei ihrer intellektuellen Entwicklung negative Einflüsse festgestellt, die ihrer Schadstoffbelastung im Mutterleib entsprachen.

Daraus wurde ein Verlust an Punkten im Intelligenzquotientensystem ermittelt und in eine wirtschaftliche Größe umgerechnet. Schaden: jährlich 150 Milliarden Euro.

Eines der damals nachgewiesenen Insektizide, Diazinon, wurde erst 2011 in der EU vom Markt genommen.

Im Mai 2012 alarmierte das Nachrichtenmagazin DER SPIEGEL auch Schwangere in Deutschland mit einem bedrückenden Studienergebnis: Ein im Obstbau, Weinbau und in der Landwirtschaft häufig eingesetztes Insektizid der gleichen Organophosphategruppe namens Chlorpyrifos lässt offensichtlich bei noch Ungeborenen Bereiche der Großhirnrinde schrumpfen. Diesmal waren 40 Kinder fast elf Jahre lang untersucht worden.

Wissenschaftler des Instituts für Arbeits-, Sozial-, und Umweltmedizin der Universität Erlangen bezeichneten die Ergebnisse als biologisch plausibel.

Schon im Frühjahr 2014 hatten 18 Experten bei einer Tagung in Paris auf drei Bereiche hingewiesen, in denen Effekte von Hormon-aktiven Substanzen am intensivsten befürchtet werden müssen: Übergewicht mit Diabetes, die männliche Fertilität und Störungen des Zentralen Nervensystems.

Auf der Tagung in San Diego wurde die Bandbreite der größten möglichen Schädigungen deutlich erweitert: Abstriche beim Intelligenzquotient IQ Neugeborener, Autismus, das Hyperaktivitätssyndrom ADHD, und die späteren Volksepidemien Fettsucht, Diabetes Typ 2, Hodenkrebs, männliche Fertilität und Todesfälle wegen zu niedrigem Testosteronspiegel.

Konkret machten die Forscher Politik und Wirtschaft für den Verlust von 13 Millionen IQ-Punkte allein durch die Belastung von Babys im Mutterleib durch Pestizide der Gruppe Organophosphate in Europa verantwortlich.

Die Umweltchemikalien mit den Silben Organo im Namen mögen vertrauenserweckend anmuten, doch sie sind es nicht. Sie werden sehr vielseitig als Insektizide, Akarizide gegen Zekken, Nematizide, Herbizide, Fungizide und Antiparasitika eingesetzt. Auch ein gewisses Molluskizid gegen Weichtiere wie Schnecken ist im Angebot. Der breite Einsatz erfolgt in Form von Pudern, Sprays, Halsbändern und Shampoos.

Auch Kampfstoffe für militärische Zwecke und bestimmte Weichmachen dürfen so freundlich heißen: Organosphosphate. Diese Substanzen wirken zügig, meist durch Hemmung von Enzymfunktionen.

Im März 2015 wurden fünf Organoposphate von der Internationalen Agentur für Krebsforschung, IARC, der Weltgesundheitsorganisation als möglicherweise oder wahrscheinlich krebserregend eingestuft.

Besonders brisant ist dieses Urteil über Glyphosat, das meistverkaufte Pflanzenschutzmittel der Welt. Eingeführt wurde es schon 1973. Bereits 1985 wurde die Chemikalie nach Versuchen an Mäusen als mögliches Karzinom bewertet. Schätzungsweise 750 verschiedene Produkte kommen heute in der Landwirtschaft, in der Forstwirtschaft, im städtischen Raum und in privaten Haushalten eingesetzt. Möglicherweise gehen auch Marker für Chromosomenschäden auf Glyphosat zurück. In Europa wurde dieses Pflanzengift 2017 von der Europäischen Kommission für fünf weitere Jahre freigegeben. Da war es im 44. Jahr seiner Verwendung.

Zusätzlich zur unbeabsichtigten Menschenbelastung durch Organophosphate ergeben sich weitere Risiken durch Phosphat als Zusätze der Lebensmittelindustrie. Sie dienen als Konservierungsmittel, als Geschmacksverstärker und sind Bestandteile in Schmelzkäse. Dabei bleibt es nicht. Phosphate lassen Colagetränke säuerlich schmecken und machen gemahlenen Kaffee und Puddingpulver rieselfähig. Käsescheiben werden damit bedampft, damit sie nicht zusammenkleben.

Die EU sieht die Obergrenze für Phosphat bei täglich 700 Milligramm. Doch kaum jemand der auch Fertigprodukte verzehrt, kann seine Belastung genau einschätzen.

Nach neuesten Studien könnte eine zu hohe Phosphatzufuhr neben allen bekannten Erschwernissen für die Arbeit der Nieren auch die Wahrscheinlichkeit von Herz-Kreislauf-Erkrankungen erhöhen.

Aus einer im Klinikum München-Schwabing geführten Statistik geht hervor, dass eine erhöhte Phosphatmenge im Blut bei bestimmten Patientengruppen das Sterberisiko ansteigen lässt, und sogar auch bei Gesunden!

Hier noch ein kurzer Blick auf weitere wissenschaftlich begründete Warnhinweise aus dem Jahre 2015:

In Regionen des U.S.-Bundesstaates Texas mit der höchsten Belastung durch Schadstoffe in der Luft, Benzene und Toluene, wird ein bestimmtes Krebskarzinom am häufigsten diagnostiziert. Die ermittelten Chemikalien rühren aus der Gewinnung von Erdöl und Erdgas *(Quellen: Texas Cancer Registry, Digestive Disease Week)*.

Die Universität von Granada warnte

wiederholt vor Schadstoffen, die sich im Fettgewebe großer fleischproduzierender Tiere und Fische anreichern: Offensichtlich machen sie uns dick. Bei 298 übergewichtigen Männern und Frauen aus Südspanien wurden im Rahmen von chirurgischen Eingriffen Proben von Fettzellen entnommen. Die Untersuchung bestätigte einen Verdacht: je mehr Umweltgifte die Menschen chronisch in sich gespeichert hatten, desto prägnanter war ihr Übergewicht.

Erhöht waren auch Messwerte der Herz-Kreislauf-Gesundheit wie Triglyzeride und Cholesterine *(Quelle: Environment, Weight and Obesity)*.

Endokrindisruptoren in Haushaltschemikalien täuschen Wirkungen der menschlichen Östrogene nach. Ein Forscherteam der University of Colorado School of Medicine in den USA ermittelte in den eigenen vier Wänden von 31.575 Frauen aus insgesamt 111 potenziell wirksamen Chemikalien die 15 bedeutendsten wie Weichmacher und andere in Nahrungsmitteln, Textilien, Medikamenten, Haushaltswaren, Reinigungsmitteln und Kosmetika. Dabei stellten sie fest: Jene Frauen mit der höchsten Chemikalienanhäufung in ihrem privaten Umfeld erreichten die Menopause 1,9 bis 3,8 Jahre früher als ihre Geschlechtsgenossen mit der geringsten Belastung durch die gleichen Substanzen *(Quelle: Women's Health Environment)*.

Pestizide und Parkinson

Noch sprechen Gehirnexperten von einer Black Box, also von Daten, die erst entziffert werden müssen, doch Anzeichen deuten auf bisher wenig beachtete Risiken für die Entwicklung einer Parkinson-Erkrankung hin. Plötzlich rücken auch dabei giftige oder halb-giftige Stoffe ins Visier: Pestizide, Herbizide, Insektizide, Fungizide, Chemikalien gegen Mäuse und Ratten, wie sie auch schon Mal im Verkaufsbereich einer deutschen Discount-Markt-Kette ausgelegt wurden, Lösungsmittel, Verbindungen mit Chlorinen oder Phosphaten, Paraquat zur Unkrautbekämpfung in Obstgärten und Weingärten oder Substanzen der Gruppen Maneb, beziehungsweise Mancozeb, die von manchen Experten als krebsfördernd eingestuft werden.

Besonders die industrielle Agrarwirtschaft verfolgt ihre Ziele mit komplexen Methoden, die längst das Nervensystem von Insekten oder die Fotosynthese von Pflanzen verändern. Nicht einmal mehr die Fischzucht bleibt von solchen Belastungen verschont.

Viele dieser Chemikalien sind zwar nur kurzlebig, dafür sind ihre Zerfallsreste umso gefährlicher. Manche sind wirkungsvoller als das verbotene DDT.

Für den Parkinson-Forscher Dr. Gianni Pezzoli, vom Parkinson Institute, Istituti Clinici di Perfezionamento in Mailand, Italien, liegen genügend Beweise vor, um zu behaupten: Wenn sich landwirtschaftliche Arbeiter solchen Umweltchemikalien aussetzen, erhöht sich für sie das individuelle Parkinsonrisiko um 33 bis 80 Prozent.

Für Nichtbeschäftigte, die auf dem Land leben, ist allein aus der Nähe zu Feldern schon ein Effekt nachweisbar.

Inzwischen befassen sich nicht nur amerikanische Nervenspezialisten, zum Beispiel in der University of Texas in Houston, U.S.A., mit den Befunden.

Ihr Urteil: „Es gibt keinen Zweifel an engen Zusammenhängen von Umweltchemikalien und Verletzungen von Gehirngewebe. Wir wissen, es existiert eine signifikante Verbindung der Entwicklung von Parkinson mit diversen chemischen Substanzen, ebenso schädlich wirksam wie mit familiären Belastungen oder wie mit dem Rauchen. Zurzeit sehen wir keine andere praktische Reaktion darauf als in Bezug auf Vorbeugung und Eliminierung solcher Substanzen."

Heilende Entzündungen, schädliche Entzündungen

Schadstoffe, auch Mikroplastik und Weichmacher, lösen Entzündungen aus, sobald Kampfzellen des Immunsystems sie als Fremdkörper identifiziert haben.

Beim Begriff Entzündung denken die Allermeisten nicht an eine gewünschte Heilwirkung, sondern eher an ein Problem ... vielleicht mit dem Zahnfleisch, mit einem kleinen Schnitt im Finger oder mit einem beim Jogging verletzten Knöchel. Wir denken mehr oder weniger an Lappalien, an Belanglosigkeiten.

Kaum ein Kind kommt ohne entzündliche Virusinfektion oder Streptokokkenangina im Hals unter Beteiligung der Gaumenmandeln davon. Mehr als 10.000 Mal im Monat wird in Deutschland der entzündete Wurmfortsatz des Blinddarms operativ entfernt. Und eine Reihe bestimmter Organteile wie die Harnröhre scheinen für einen akuten entzündlichen Prozess vorbestimmt zu sein.

Die fünf klassischen Merkmale einer akuten Heilentzündung zeigt zum Beispiel ein eingewachsener Zehennagel: Hautröte, Schwellung durch Vermehrung der Fresszellen im Blut, Wärme, Schmerz und Funktionsverlust.

Die nach dem lateinischen Wort inflammatio genannte Reaktion ist Teil der komplexen Antworten von Körpergewebe auf schädigende Einwirkungen durch lebende Krankheitskeime und – wie die Wissenschaft erst spät erkannte – und andere Auslöser, auch nichtorganische Schadstoffe. Die Heilentzündung ist ein Schutzmechanismus der körpereigenen Gefahrenabwehr mit Aktivierung von Immunzellen, Blutgefäßen und Botenstoffen auf molekularer Ebene. Absicht ist es, die Zellschädigung einzuschränken, abgestorbene Zellen zu beseitigen und die Erneuerung der Schadensstelle zu starten.

Das generelle Abwehrsystem besteht aus verschiedenen Untersystemen. Für die akute Heilentzündung ist ein angeborenes Verhalten bestimmter weißer Blutkörperchen zuständig. Diese Soldaten erkennen jeweils aktuell Schäden und bekämpfen sie selbsttätig, aber sie vergessen den Vorgang schnell wieder.

Diese natürlichen und stets präsenten Kampfzellen und Killerzellen bilden etwa ein Viertel bis ein gutes Drittel der festen Blutbestandteile. Ihre wichtigste Aufgabe ist das Erkennen von bedrohlichen Bakterien, Viren, Giftsubstanzen und anderen Fremdstoffen. Ihre vielseitigen Fähigkeiten erlernen diese Lymphozyten in der Milz, im Knochenmark, in der Thymusdrüse und in den Lymphknoten. Sie setzen beispielsweise Botenstoffe aus Eiweißen frei, Zytokine, die andere Zellen gegen Viren widerstandsfähiger machen. Sie markieren auffällige Moleküle wie Bakterien und Viren als gefährlich, und sie sind im Stande, solche gekennzeichnete Erreger zu zerstören.

Die akute Entzündung bringt eine erhöhte Menge solcher Abwehrzellen in das bedrohte Gewebe.

Dieses Heilsystem ist fehlerhaft. Es wird auch in Notsituationen des Organismus aktiviert, die durch eine Heilentzündung nicht verbessert werden können. Wir erleben, dass Belastungen von Geweben durch Umweltgifte, durch Fremdstoffe im Blut, durch hormonell wirkende Weichmacher, durch Bakterien und andere Stressoren andauern und immer wieder biologische Reaktion erfordern. Durch diese Beanspruchung ermatten die Abwehrleistungen. Doch die Immunabwehr lässt nicht locker. Es kommt zu einer Verschärfung der Rettungsversuche. Die Entzündungsprozesse werden verlängert und auch verändert. Jetzt übernehmen spezielle Soldaten der körpereigenen Abwehrarmee die Aktion. Sie werden im Knochenmark gebildet und sind wesentlich aggressiver. Ihr Handeln ist besonders charakterisiert durch die unmittelbare Zerstörung und Beseitigung der betroffenen Gewebezellen. Das ist die chronische Entzündung. Sie tritt meistens ohne Schmerzen auf, still.

Ohne gezielte Zufuhr bestimmter Substanzen sind die Immunsysteme überfordert.

Wissenschaftler betonen: Antiinflammatorische Mikronährstoffe kontrollieren und reduzieren gewünschte natürliche entzündliche Prozesse, jedoch sie stoppen sie nicht. Das bedeutet: Weiterhin wird trotz anti-entzündlicher Pflanzenstoffe jede aktuelle Entzündung als spontane und geniale Selbstheilungsmethode des Organismus zugelassen und unterstützt. Aus diesem Grund bevorzugte die amerikanische Medikamentenbehörde FDA für derartige Phytosubstanzen die Werbeaussage „Unterstützt gesunde Entzündung" gegenüber Botschaften wie „Unterstützt Herzgesundheit" oder „Unterstützt Gelenksgesundheit".

Heimtückisch: die chronische Entzündung

Die stille chronische Inflammation ist ein völlig anderer Prozess. Die Wissenschaft bezeichnet ihn als inflammatorischer Stress. Gesteuert werden sie ebenfalls vom Immunsystem. Seine Zellen erkennen spezielle wiederholte Verursacher von Krankheiten, zum Beispiel Schadstoffe, und prägen sich diese inneren Feinde ein. Einzelne Pathogene, wie die Auslöser von biologischen Schadensfällen bezeichnet werden, wirken bis in die Erbbestandteile solcher Abwehrzellen hinein und verursachen sogar Mutationen. Dadurch werden die eingeübten Alarmreaktionen der Kampfzellen nach Teilung an die nachfolgenden Zellgenerationen weitergegeben.

Die derart gewarnten und befähigten Zellen des Abwehrsystems werden auf diese Weise zu wiederholten, andauernden Angriffsreaktionen fähig. Auch sie gehören zur Familie der weißen Blutkörperchen und spezialisieren sich zu Helferzellen mit Gedächtnis, B-Zellen aus dem Knochenmark und T-Zellen aus der Thymusdrüse.

Ähnliche Schutzmaßnahmen werden auch durch Impfungen erworben.

Die Einstufung als hochintelligente biologische Prozesse ist deshalb wahrlich nicht übertrieben.

Wie kann es dann sein, dass diese Reaktionen für unseren Körper gefährlich werden? Antworten liefert die Ernährung.

Hormone der Entzündung

Molekularbiologen haben entscheidende Unterschiede zwischen den beiden Hauptformen von Inflammation ermittelt. Und auch Gemeinsamkeiten: Die wichtigsten Steuerungen stammen von Hormonen der Gruppe Eicosanoide.

Eicosanoide sind Substanzen, die von Zelle zu Zelle direkt kommunizieren. Sie werden als die fähigsten aller biologisch im Gewebe wirkenden chemischen Stoffe eingestuft.

Ihre einzelnen Vertreter haben völlig entgegengesetzte Wirkungen. Sie greifen sowohl fördernd wie hemmend in die Wirkweisen anderer Hormone ein, weshalb sie auch in gute und schlechte Eicosanoide eingeteilt werden. Ob sie ungünstige oder günstige Effekte auslösen, hängt von ihrer Herkunft und damit von unserer Nahrung ab.

Eicosanoide sind Abkömmlinge unterschiedlicher Säuren, die eigentlich als Carbonsäuren bezeichnet werden sollten, weil sie Kohlenstoffe enthalten. Ihr Vorkommen wurde im 17. Jahrhundert erstmals in Fett nachgewiesen, beispielsweise von dem aus Westfalen stammenden Arzt Tachenius Otto, und deshalb heißen sie heute irreführenderweise Fettsäuren. Aus Reaktionen mit solchen Säuren entstehen, vereinfacht ausgedrückt, Fette und Öle. Viele haben Trivialnamen wegen ihrer Herkunft aus dem Tierreich und Pflanzenreich: Ameisensäure, Valeriansäure, Essigsäure. Es gibt sie als leicht in Wasser lösliche Flüssigkeiten, aber auch wachsartig bis fest.

Allein in den Samenölen der Pflanzenwelt befinden sich an die 400 unterschiedliche Fettsäuren. Die wichtigsten werden in Omega-Gruppen zusammengefasst, von denen Omega6 und Omega3 die bekanntesten sind.

Im Wesentlichen sind Fettsäuren dieser beiden Familien gleich wichtig. Die ersteren starten entzündliche Prozesse, die letzteren stoppen sie wieder. Gefährlich wird es erst, wenn ihr Verhältnis zueinander total aus der Balance gerät.

Das ist längst Normalität.

Diese beiden gegensätzlich agierenden Fettsäuregruppen sind heute in der Regel nur noch in einem Verhältnis von zwanzig – pro-inflammatorisch - zu eins - anti-inflammatorisch – auf unseren Tellern vorhanden.

Diese Maßnahmen erstrecken sich unbemerkt über Monate oder Jahre. Was sie verursachen, ist wahrlich folgenschwer. Chronische Entzündungen zerstören umfangreiche Gewebestrukturen. Sie bewirken bedrohliche Gewebevermehrungen, Fibrose genannt, etwa im Herzen, in der Lunge, in der Leber. Sie lösen örtlichen Gewebetod aus, Nekrose genannt.

Auch die Folgen der beiden Entzündungsversionen unterscheiden sich deutlich. Eine zu schwache akute Heilentzündung führt dazu, dass fremde Schadstoffe wie etwa Bakterien einzelne Körperzellen zerstören. Im Gegensatz dazu löst die chronische Inflammation eine Reihe von Folgeerkrankungen auf breiter Front aus. Die harmloseren sind Heuschnupfen oder Zahnfleischentzündung. Die schwerwiegenderen greifen die Strukturen der Blutversorgung an und führen zu Arteriosklerose, zu rheumatischer Arthritis und sogar zu Krebs.

Die dramatischsten Umstände werden nicht durch äußere infektiöse Erreger verursacht, sondern durch vielfältige krankhafte Zustände im Organismus. Auch jede starke seelische Erschütterung treibt nicht anders als eine Verletzung durch äußere Gewalteinwirkung die Abwehrsysteme in Gegenmaßnahmen einer Entzündung.

Die Wissenschaft ist mittlerweile überzeugt davon, dass demzufolge auch die herkömmliche Arteriosklerose, die Veränderung der Arterien mit Verdickungen, Verhärtungen oder Elastizitätsverlust, den alarmierten Körper zu solchen Heilversuchen drängt. Umgekehrt sind Gefäßschäden selbst die Folgen von bei Entzündung freigesetzten Fresszellen und Sauerstoffradikalen.

Eicosanoide, Insulin, Cortisol

Schmerzlose Entzündungen, silent inflammations, entstehen auch wegen dieses krassen Missverhältnisses von Fettsäuren der Gruppen Omega6 und Omega3, weil sich in tierischen wie in pflanzlichen Fetten durchaus unterschiedliche Fettsäuren konzentrieren können.

Die weitest verbreiteten Lieferanten der dringend notwendigen anti-entzündlichen Fraktion, Omega3, sind fettreiche Fische wie etwa der Wildlachs, der Atlantikhering, die Makrele, die Sardelle und die Sardine. Ihr Fett enthält die gesunden Fischfettsäuren EPA und DHA. In Wirklichkeit stammen die Substanzen des Fischöls aus Meeresalgen, die von Meerestieren verzehrt werden. Auch Walnüsse, Soja, Raps und Leinsamen enthalten farblose Öle der Gruppe Omega3, überwiegend Ölsäure und Alpha-Linolensäure.

Genau den gegenteiligen Effekt löst die verwandte pro-entzündliche Gewebshormongruppe der Eicosanoide aus der Omega6-Gruppe aus. Diese nur wegen ihrer Häufigkeit in unserer Nahrung unterm Strich ungünstig wirkenden Fettsäuren – die wir für unsere Heilentzündung ja benötigen - kommen in höchster Konzentration in diversen Pflanzenölen vor, gewonnen etwa aus den Kernen der Sonnenblume und aus Maiskörnern. Über den Umweg der Nahrungskette gelangen sie in tierische Fettgewebe. Während die Bezeichnung pflanzlich diese Öle sympathisch erscheinen lässt, hinterlässt ihre industrielle Massenherstellung oft unerwünschte Belastungen durch chemische Lösungsmittel.

Eine besonders kritische Substanz, die aus der Omega6-Gruppe stammt, ist die Fettsäure Arachidonsäure, AA. Wir lieben sie möglicherweise im Schweineschmalz, in der Schweineleber, im Eigelb und in der Leberwurst.

Genießen Sie sie weiterhin, aber in Maßen.

Diese Moleküle verhindern die dringend notwendige Gegenwirkung von Omega3-Fettsäuren und werden deshalb zu Recht als pro-inflammatorisch eingestuft.

Beide Fettsäuregruppen, die guten wie die schlechten, können im Gegensatz zu anderen Fetten vom menschlichen Organismus nicht selbst erzeugt werden. Entscheidend ist deshalb ihr Anteil in unserer Nahrung ist. Und nur in einer ungesunden Menge wird die

Omega6-Fettsäure zur bösen Substanz.

Die Übermacht von Krankheitserregern und giftigen Schadstoffen ist letzten Endes die Ursache für den Start und die Fortsetzung der Entzündungsprozesse.

Wie kann das bloße Verhältnis von Fettsäuren so etwas bewirken?

Moderne Forschung kann diese Frage beantworten.

Bei einem Überschuss an Insulin werden beispielsweise Omega6-Eicosanoide mobilisiert. Sie setzen aus dem Knochenmark die pro-inflammatorischen Eicosanoidderivate Prostaglandine, Monozyten und Leukotriene frei. Diese Faktoren verursachen nicht nur die klassischen Entzündungssymptome wie das Anschwellen und die Rötung. Sie fördern auch die Blutgerinnung und erhöhen so die Gefahr von Thrombosen. Und sie bearbeiten die Gewebe in der Regel anschließend mit einer chronischen Entzündung. Unterschiede zeigen sich auch in ihrer Tendenz, überschüssige Nahrung in Speicherfett umzuwandeln.

Eine Kohlenhydrat-reiche Nahrung mit ihren Zuckermolekülen im chemischen Sinne, beispielsweise also auch Mehl und Reis, schleust diese Substanzen verstärkt in die Zellen ein.

Auch weitere Eigenschaften sind problematisch für die Gesundheit der Gefäße. Die Omega6-Vertreter Prostaglandine und Leukotriene wirken auch gefäßverengend. Daraus kann sich Bluthochdruck entwickeln. In akuten Einsätzen verraten sie sich durch Schmerzen, und sie auch die Auslöser schleichender, niedrigschwelliger Entzündungen.

Eicosanoide bestimmen auch die Dynamik der Abwehrkräfte generell. Bei Situationen von geschwächter Immunkraft durchbrechen pro-inflammatorische Gewebehormone die Schutzbarrieren. Nur gegensätzliche Eicosanoide könnten diesen Prozess stoppen.

Omega6-Eicosanoide sind nicht die einzigen Bösen. Als Nächstes spielt eine Überproduktion von Insulin aus der Bauchspeicheldrüse eine Rolle. Es ist so etwas wie ein Verkehrspolizist bei der Zuteilung der Nahrung. Es steuert die Entscheidung jeder einzelnen Zelle, Nährstoffe sofort zu verbrauchen oder sie in Speicherzellen abzulegen.

Ohne Insulin würden unsere Zellen buchstäblich verhungern. Das ist das Problem bei der angeborenen und relativ seltenen Diabetes Typ 1-Erkrankung. Betroffene produzieren kein Insulin. Ohne Injektion wäre der Tod unausweichlich.

Sehr viel häufiger, und zwar millionenfach, ist die gegenteilige Belastung: die Überproduktion dieses Hormons.

Daraus entsteht der Diabetes Typ 2. Auch diese Zuckerkrankheit ist in hohem Maße beklagenswert. Zu viel Insulin lässt uns dicker und dicker werden, und zwar die Fettspeicher.

Es ist ein Effekt der Kohlenhydraternährung, aber auch eine Frage der Lebensjahre. Während wir altern, reagieren unsere Zellen immer weniger auf die Botschaften des Insulins. Dessen Nachricht lautet: Hallo, das Blut enthält jetzt Glukose, schnappt sie Euch! Doch nach jahrzehntelanger Kohlenhydratmast rund um die Uhr ermüden die Zellen, sie reagieren nicht wirksam auf Insulin, sie unterlassen die Aufnahme von Glukose, die Zuckermoleküle verbleiben im Blut und ihr Spiegel steigt an. Dieser Widerstand gegen den Botenstoff wird als Insulinresistenz bezeichnet. Eine Faustregel besagt: Je mehr überschüssiges Körperfett wir besitzen, umso mehr Insulinwiderstand liegt vor. Aber auch schlanke Personen im normalen Gewichtsbereich können schon betroffen sein! Denn gleichzeitig erleben die betroffenen Zellen einen paradoxen Zustand, ihre Unterversorgung.

Weil das Insulin nicht wie erwartet wirkt, beginnt die Bauchspeicheldrüse, mehr und mehr von diesem Hormon zu produzieren und ins Blut abzugeben. Damit soll erzwungen werden, dass die Zellen endlich doch noch auf die Insulinbotschaft reagieren und Blutzucker aufnehmen.

Überschussinsulin ist jedoch wegen bestimmter negativer Effekte problematisch für den ganzen Körper. Einer führt zwingend zur Entstehung von schleichenden Entzündungen. Denn Insulin ist gerade für jene Fettsäuren förderlich, die diese schädliche Eigenschaft besitzen. Dieser wenig bekannte Zusammenhang gilt als Hauptgrund, warum gerade zu viel Körperfett speziell im Bauchbereich mit großen gesundheitlichen Problemen verbunden ist.

Das dritte nennenswerte Hormon im Zusammenhang mit Inflammationen trägt keine Mitschuld am Entstehen entzündlicher Prozesse. Es tritt in Aktion, um sie einzudämmen. Dabei handelt es sich um Cortisol. Das klassische Stresshormon bewirkt bei besonderen Belastungen Anpassungsreaktionen des Körpers, beispielsweise die Freisetzung der Energiereserven und eine Verengung der Blutgefäße. Die Cortisolausschüttung gegen die Belastung durch inflammatorischen Stress erfolgt in sehr hohen Dosen und erzeugt einen ständig erhöhten Stresshormonspiegel im Blut. Auch diese Überflutung bewirkt eine Reihe von Kollateralschäden der silent inflammations: Überschuss an Cortisol verstärkt die Insulinresistenz der Zellen und strapaziert bis zur Zerstörung Zellen des vegetativen Nervensystems, das für die feine Regulation der Organtätigkeit gebraucht wird. Das stört die Kommunikation der Nervenzellen untereinander und schwächt die Kräfte des Abwehrsystems – das macht uns kränker. Oft werden Betroffene auch dicker.

So wird die Belastung durch Mikroplastik zur neuen Volkskrankheit

Wissenschaftler entdecken immer mehr direkte Zusammenhänge zwischen chronischen Entzündungsprozessen und den weit verbreiteten neuen Volksepidemien. Es gibt keinen Zweifel daran, dass auch Diabetes und die Alzheimererkrankung in diese Kategorie gehören. Bei in der Lunge konzentrierten Schädigungen drohen Allergien. Auch die Weichenstellung zur Entwicklung von schwerem Übergewicht und Fettsucht wird stark vermutet.

Während der aggressiven Entzündungsmaßnahmen beschädigen diese speziellen weißen Blutkörperchen in den einzelnen Zellen, die durch sie gerettet werden sollen, auch die Erbanlagen. Solche Mutationen der DNA sind eine der Voraussetzungen der Entstehung einer Krebserkrankung.

Das Entschlüsseln der Entzündung ist auf dem besten Wege. Immer startet sie als Wirkung des Immunsystems. Es ist die erste Feuerwehr des Körpers. Bei jeder Erkrankung, bei jeder Verletzung wird ohne mentale Beteiligung des Gehirns reflexartig aus dem Knochenmark ein Einsatzteam von speziell ausgebildeten weißen Blutkörperchen zum Start einer Inflammation gegen mögliche infektiöse Erreger ermächtigt.

Oft erhält die Körperabwehr einen unbegründeten Notruf und leistet Erste Hilfe völlig ohne entsprechende Voraussetzungen. Die fehlinformierten Killerzellen und Fresszellen suchen vergeblich nach Viren, Bakterien und ähnlichen Krankheitserregern. Sie bleiben hartnäckig im Einsatz, und das über lange Zeit. Unglückseliger Weise kommt der Organismus dabei nicht schadlos davon. Die unkonzentrierten Dauerattacken zeigen schließlich Folgen und werden zur überflüssigen Belastung für die inneren Organe. Sie treffen gelegentlich auch andere Abwehrzellen und öffnen allmählich tatsächlichen Gefahren wie Infektionen oder Mutationen Tür und Tor.

Vermutlich hinterlässt die stille Inflammation ihren Fingerabdruck in jeder weit verbreiteten chronischen Krankheit.

In aller Regel vergehen Jahrzehnte, ehe erste wissenschaftliche Hinweise auf Ursachen und Zusammenhänge von weit verbreiteten Krankheiten zu einem Umdenken auf breiter Front führen. Immer wenn die Behandlung von Millionen Menschen auf Grund neuer Einschätzungen angepasst werden müsste, fällt die Bereitschaft zu Veränderungen besonders schwer.

Wachstum und Heilung erfolgen in biologischen Rhythmen. Der an Energieströmen forschende Mediziner Dr. Robert O. Becker am Upstate Medical Center der State University of New York entdeckte 1990 spezielle elektrische Heilströme im Bereich von Wunden und sah im Zusammenhang mit Silizium eine bessere Leitfähigkeit mit rascherer Regeneration. Von ihm stammt die Bezeichnung

**„Silizium,
die Quarzuhr
der Lebewesen".**